*Geheimarchiv
der Ernährungslehre*

Rechtlicher Hinweis:
Die Ratschläge in diesem Buch sind von den Autoren und vom Verlag sorgfältig erwogen und geprüft worden, dennoch kann eine Garantie nicht übernommen werden. Eine Haftung der Autoren bzw. des Verlages für Personen-, Sach- und Vermögensschäden ist ausgeschlossen.

20. Auflage gesamt

8. Auflage Kopp Verlag November 2022

Copyright © 2022, 2020, 2017, 2016, 2014, 2011, 2010 bei Kopp Verlag, Bertha-Benz-Straße 10, D-72108 Rottenburg

Alle Rechte vorbehalten

Umschlaggestaltung: Anke Brunn
Satz und Layout: Agentur Pegasus, Zella-Mehlis

ISBN: 978-3-942016-20-9

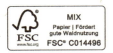

Gerne senden wir Ihnen unser Verlagsverzeichnis
Kopp Verlag
Bertha-Benz-Straße 10
D-72108 Rottenburg
E-Mail: info@kopp-verlag.de
Tel.: (0 74 72) 98 06-10
Fax: (0 74 72) 98 06-11

Unser Buchprogramm finden Sie auch im Internet unter:
www.kopp-verlag.de

Dr. Ralph Bircher

GEHEIMARCHIV
DER ERNÄHRUNGSLEHRE

KOPP VERLAG

Vom Setzen des Segels

One ship sails East
And one sails West.
By the self-same breeze
That blows
It's the set of the sails
And not the gales
That governs
Where each ship goes.

Ein Schiff fährt nach Ost
Und eines nach West.
Bei demselben Winde
Der da bläst,
Ist's das Setzen des Segels
Und nicht, welcher Wind weht,
Was bestimmt,
Wohin das Schiff geht.

Heraus aus dem Labyrinth der Ungesundheit

Gesundheit – was ist das? – wie erkennt man sie? – wo findet man sie? Diese Frage ist heute brennend geworden, brennender wohl als je. Denn trotz phänomenaler Fortschritte in Forschung, Medizin, Schulung und Technik der Krankheitsbekämpfung stehen wir vor allseitiger Klage über einen drohenden Zusammenbruch des »Gesundheitswesens«, so wie es gemeinhin verstanden wird.

Der gesunde Menschenverstand sagt uns zwar, dass Gesundheit sicherlich zum Allerpositivsten gehört, was man sich denken kann. Fülle und Erfüllung des Lebens. Aber in praxi stehen wir vor einer paradoxen Situation. Nach einer maßgebenden Prominenz – Prof. Bauer – ist »Medizin entweder naturwissenschaftlich, oder sie ist nicht«, nach einer anderen – Prof. Rothschuh in seiner *Theorie des Organismus* – ist Gesundheit mit naturwissenschaftlichen Methoden grundsätzlich nicht fassbar, und nach einer dritten – Prof. V. v. Weizsäcker – können wir mit unseren derzeit angewandten Methoden dem Wesen des Lebens und der Gesundheit nicht näher kommen als ein Bergwerk dem Mittelpunkt der Erde.

Es bedarf also vor allem einer Ausweitung der Wissenschaft über die analytisch-messenden und statistischen Methoden der Naturwissenschaft hinaus, einer neuen, umfassenderen Wissenschaftlichkeit, die aber ähnlich zuverlässige Ergebnisse ermöglichen muss. Sonst bleibt unser »Gesundheitswesen« in seiner fatalen Sackgasse.

Schon Nietzsche rief nach einer anderen, positiven Gesundheitslehre, und seit drei Generationen suchen namhafte Ärzte, Denker und Erzieher nach einer entsprechenden Ausweitung der Wissenschaft über das rein Naturwissenschaftliche, Analytisch-Messende hinaus und haben auch da und dort neue Methoden mit verlässlichen Ergebnissen erarbeitet. Seit Jahrzehnten auch haben immer wieder höchste Fachgremien die positive und nicht nur als Fehlen krankhafter Störungen verstandene Gesundheit als Ziel der Forschung gefordert und den Ausdruck »sturmfeste Gesundheit« (buoyant health) geprägt. Eine Anzahl neuartiger Methoden und Ergebnisse sind in angesehensten Fachorganen erschienen. Aber das Zeitbewusstsein hat sie seltsamerweise nicht zur Kenntnis genommen, weder fortgeführt noch widerlegt. Sie passten anscheinend nicht ins Konzept und sind ungeprüft und unwiderlegt jeweils im »Geheimarchiv der Gesundheitslehre« verschwunden. Fachbücher und Enzyklopädien ignorieren sie und man stößt immer wieder auf Persönlichkeiten, die daran zwar aufs Höchste interessiert sind oder sein müssten, die aber von diesen bahnbrechenden Arbeiten und Ergebnissen nichts, oder so gut wie nichts, kennen. Diese Unkenntnis und Verdrängungstendenz hat seit den fünfziger Jahren sogar noch zugenommen.

Nun sind diese Arbeiten und Ergebnisse aber nicht wirklich verloren. Man muss sie nicht zusammensuchen aus der unübersehbaren Fachliteratur, sondern es gibt ein Organ, das sich seit langer Zeit speziell der Aufgabe gewidmet hat, sie laufend weltweit zusammenzusuchen, soweit das immer möglich war, sie kritisch wägend und vergleichend zu sammeln und zu berichten: *Der Wendepunkt*, stets eingedenk der Mahnung von Andre Gide: »Zweifelt an jenen, die die Wahrheit haben, glaubt jenen, die sie suchen!«

Denn hier, wenn irgendwo, erhebt sich die Frage der Zuständigkeit. Wo es um Gesundheit in diesem Sinne, um Lebensqualität geht, werden ja alle Fachexperten zu Laien, ob es sich um körperliche, seelische, geistige oder soziale Gesundheit handle. Mit dem Anwachsen der Wissensgebirge ins Ungeheure, Unübersehbare, der Informationsflut ins Unschluckbare, mit der Apparate- und Wirtschaftsabhängigkeit der Forschung und der immer größeren Einengung des Wissens in Spezialistensparten scheint es kaum mehr möglich geworden zu sein, die Zusammenhänge und Ganzheitgestalten, die das Leben bietet, zu erfassen. Übrig bleibt nur einerseits höchste Achtung vor allen echten Forscherleistungen und andererseits ein Bekenntnis: Wir sind heute alle Laien, wenn es um Derartiges geht. Qualifizierung verlangt hier, bei grundsätzlicher Bescheidenheit und Offenheit, die Schärfung und Verfeinerung des Sinnes für die Hintergründe aller Informationen, soweit dies menschenmöglich ist, und den Versuch, gegensätzliche Tendenzen in ihrem Wesen und ihren Auswirkungen bis in ihre Extreme zu verfolgen und durchzudenken, um durch die dadurch gewonnene Weitung des Blickfeldes die fruchtbaren Ansatzpunkte und Suchrichtungen zu finden.

Nehmen wir als Beispiel die Zusammenhänge zwischen Ernährung und Gesundheit. Naturwissenschaftlich analytische und statistische Methoden bis hin zu Blindversuchen und zur Anwendung modernster Apparaturen und Methoden sind zweifellos von hohem Wert. Wichtiger aber noch ist, was vorausgeht: die Fragestellung und das, was folgt, die Auswertung. Beides entzieht sich aber völlig der naturwissenschaftlichen Methodik. Fruchtbarste Fragestellungen ergeben sich zum Beispiel aus der Geografie und Geschichte der Ernährung; aber dieses Gebiet ist der Fachwelt so gut wie unbekannt. Einschlägige Werke und Veröffentlichungen wertvoller Untersuchungen sind zwar in nicht geringer Zahl vorhanden, aber weder genügend kritisch gesichtet noch verwertet worden. Es gilt, sie aus dem »Geheimarchiv« zu ziehen und weiterem Forschen zugrunde zu legen. Und sowohl bei den Fragestellungen als auch bei den Auswertungen spielt zudem die wirtschaftliche Lage eine oft entscheidende Rolle, die es zu erkennen und zu beachten gilt. Um sich davon Rechenschaft zu geben, braucht man nur die Fachliteratur der Not- und Rationierungszeiten und jene der Überflusszeiten miteinander zu vergleichen. Insbesondere aber ist zu bedenken, dass nicht nur größte naturwissenschaftliche Genauigkeit, sondern auch kritische Fragestellung und kluge Auswertung erst dann ihren vollen Wert gewinnen können, wenn zuvor der Begriff »Gesundheit« geklärt ist, insofern die echte, die positive, die sturmfeste Gesundheit in ihrem Wesen und ihren Entstehungsmöglichkeiten erkannt worden ist.

In diesem Sinne ist, wie erwähnt, im *Wendepunkt* alles fortlaufend aus der Fachliteratur gesammelt und kritisch sichtend zu berichten gesucht worden, insbesondere seit Mitte der dreißiger Jahre, als das Interesse dafür angesichts der Wirtschaftslage in der Fachwelt einem Höhepunkt entgegenging, aber auch in allen folgenden Jahrzehnten und insbesondere seit der neuen Wendung im Zeitgeist der letzten zehn bis zwanzig Jahre. Ich widmete alle verfügbare Zeit dieser Aufgabe in Verbindung mit Ärzten und Fachleuten verschiedener Gebiete. Da die Ergebnisse dieser Arbeit aber in vielen Jahrgängen enthalten und somit nicht leicht zugänglich und auffindbar sind, werden sie hier, soweit von zeitloser Bedeutung und von Zukunftswert, in einer Reihe handlicher kleiner Bände geordnet zur Verfügung gestellt.

Dr. Ralph Bircher

Inhaltsverzeichnis

Vorbemerkung 11
»Der Arzt ist nun im Begriff ...«. 13
»Es gibt keine Alterskrankheiten« 19
»Verschafft uns eine Ernährungswissenschaft!« 22
»Ursachen unbekannt« 32
Der große Fastenmarsch 38
»Wandelnde Leguminosen« 52
»Eine gute Speise, fast wie Fleisch« 58
Wie viel Nahrung braucht der Mensch? 65
Die Rohkostforschung von Eppinger und Kaunitz . . . 69
Längst fällige Neuprüfung der Naturheilkunde 79
Die Verdauungs-Leukozytose 85
Die Tarahumara 91
Vollgesundheit bei »Hungerkost« 97
Größte Lebensleistung mit geringster Nahrungsmenge . 104
Knappe Kost – langes Leben 110
Größter Milchertrag bei knappster Fütterung! 113
Prof. Eimers Rohkost-Sportstudenten 116
Hindhede 121
Das Chittenden-Experiment 129
Die Ergebnisse von Osaka 133
Goms 139
Vorkriegs-China 148
Die Bantu-Untersuchung 156
Die Java-Untersuchungen 160
Mexiko – »Dreierlei Hunger« 164

Wie die Wikinger sich ernährten 170
Eskimoernährung und -gesundheit 174
Jersey 191
Portonico 194
Der Eiweißminimum-Versuch Rhyn-Abelin 198
Sachregister 203

Vorbemerkung

Es gibt in der Ernährungsfrage ein verborgenes Wissen. Es ist zu verschiedenen Zeiten in mehr oder weniger renommierten Fachschriften als Ergebnis fachgemäßer und, so weit erkennbar, sorgfältigster Untersuchungen zwar veröffentlicht worden, aber es passte anscheinend nicht ins Konzept, wurde nicht zur Kenntnis genommen, auch nicht widerlegt, einfach schubladisiert. Fachbücher, Lehrpläne, Lehrbücher wissen nichts davon. So ging es auch mit Erklärungen von Weltgremien über gesundheitschaffende Ernährung.

Wir sind dem im *Wendepunkt* allezeit nachgegangen, nach Möglichkeit, und haben es kritisch gesichtet und berichtet, die Quellen zitierend. Neuestens ist vieles davon besonders aktuell geworden. »Das sollte man zur Hand haben. Bringen Sie das zeitlos Wichtige doch gesammelt heraus, damit es greifbar zur Hand ist«, wird uns von manchen Seiten nahegelegt. Das liegt nun hier vor. Es war keine kleine Arbeit. Alles war zu überprüfen und zu ordnen. Auf die Originale zurückzugreifen war mangels Helfern nicht immer möglich. Gegebenenfalls kann der Leser dies anhand der Referenzen selbst tun. Sollte irgendwo wider Erwarten ein kleiner Sachfehler unterlaufen sein, so sind wir für jede Berichtigung dankbar.

Es ist zu hoffen, dass diese Sammlung all jenen, die sich um eine gesundheitschaffende Ernährung bemühen, besondere Dienste leisten wird.

»Der Arzt ist im Begriff ...«

Am 31. März (das Jahr sei zunächst verheimlicht) berichtete die Londoner *Time* über ein Treffen führender Ärzte aus allen Erdteilen in New York anlässlich der Hundertjahrfeier der New Yorker Akademie der Medizin. Thema war: Wie dem Elend gegenzusteuern sei, das die Politiker und die Wirtschafter über die Welt gebracht haben.

Henry E. Sigerist, führend in Medizingeschichte und in der Ergründung der Zusammenhänge zwischen Zivilisation und Krankheit, Professor an der *Johns Hopkins University*, beschloss die Versammlung mit der aufatmenden Feststellung: »Der Arzt ist nun im Begriff, der Ratgeber des Staatsmannes zu werden.« Prof. John A. Ryle, Universität Oxford, erklärte: »Während dreißig Jahren meines Lebens habe ich nun beobachtet, wie die Krankheiten immer gründlicher – wenn auch nicht sinnvoller – mit immer stärkeren Mikroskopen studiert werden, aber es ist höchste Zeit, vom Mikroskop auf das Teleskop umzustellen und den Menschen als Ganzes und als Teil der Familie und größerer sozialer Gruppen zu sehen, in seiner engen Verbundenheit von Gesundheit und Krankheit mit den Lebens- und Arbeitsbedingungen der Umwelt. Die Ärzte sollten einmal einige unerforschte Fragen zu beantworten versuchen: Was macht gesunde Menschen gesund? Warum haben die früher seltenen Magen- und Zwölffingerdarm-Geschwüre in diesem Jahrhundert derart überhandgenommen? Warum ging während des Krieges die Häufigkeit der Fehlgeburten und jene der Tuberkulose so scharf zurück? Warum sterben Ärzte zwölfmal häufiger an Angina pectoris als Landleute?«

Lord Horder, der Londoner Kliniker: »Solange Millionen von Heringen wieder ins Meer geworfen werden, nachdem man sie gefangen hat, und solange Überschussmilch für Industriezwecke zu einem Drittel ihres Wertes auf dem Nahrungsmarkt verkauft wird, kann ich dem Schluss nicht ausweichen, dass wir die Ernährungsfrage nicht lösen werden, wenn wir nicht auch die schwere Aufgabe an die Hand nehmen, die Nahrungserzeugung und besonders auch die Nahrungsverteilung zu organisieren ... Die Medizin muss für eine gesunde Leitung des Staates die Vorschriften geben und die Politiker führen ... Es ist eine Pflicht der Ärzte, den Arbeiter gegen Übermüdung, Abstumpfung und Berufsunfälle zu schützen ... Die Arbeit des Arztes wird künftig immer mehr die eines Erziehers und immer weniger die eines Krankheitsbehandlers sein ..., er wird seine Zeit mehr mit der Gesunderhaltung der Leistungsfähigen als mit der Reparatur der Invaliden verbringen.«

Prof. Dean A. Clark, New York, machte besonders auf die oft entscheidend ursächliche Bedeutung der Eheverhältnisse, der Not der in der Tretmühle des Haushalts gefangenen Frau und des in seinem Beruf bedrängten Mannes, der in Familie und Schule gequälten Kinder für die Entstehung vieler schwerer Erkrankungen aufmerksam.

Und nun das Jahr: Es war 1947! Vor mehr als dreißig Jahren. Wie gut haben sie das Kommende vorausgesehen! Wie unerhört haben ihre Worte gewirkt! Wie aktuell, aktueller als je, ist jedes dieser Worte jetzt und heute!

Oder auch, was Prof. E. M. Bluestone, Direktor des New Yorker *Montefiore Hospitals*, im *Journal of the American Medical Association* (JAMA) am 12. April desselben Jahre 1947 schrieb:

»Wir sahen am Beispiel der New Yorker Sterblichkeitsstatistik (September 1945), dass auf der einen Seite viele Erregerkrankheiten dank der neuesten Errungenschaften der Medizin kaum mehr zum Tode führen, dass aber andererseits sogenannte Degenerativkrankheiten trotz aller Bekämpfung einen geradezu alarmierenden Anstieg der Sterblichkeitsziffern aufweisen (Diabetes 65 Prozent seit 1930 trotz verbesserter Insulintherapie). Sprechen wir lieber von ›long term diseases‹, da wir noch nicht wissen, welche Abwehrfaktoren die einen Menschen vor diesen Krankheiten schützen, die anderen aber nicht. Langwierige Erkrankung ragt unter den ungelösten Problemen der Menschheit hervor, und es gibt außer dem totalen Krieg nichts, was über die folgenreiche Tragweite und die Verwüstungen hinausginge, die mit langwierigen Krankheiten verbunden sind; denn diese gehören zu den gemeinsten Feinden des Menschen, und es gibt auf der Welt wenig Dinge, die ihn dermaßen erniedrigen, deprimieren und demoralisieren oder ihn mehr von Verwandten und Freunden abhängig machen als langwieriges Leiden, das das Leben heimsucht und nicht nur dem Körper, sondern auch der Seele die Lebenskraft aussaugt. Langwierige Krankheit ist der gefährlichste Gegner sozialen Fortschritts und im Morden und Verkrüppeln durch ihr allmähliches und unerbittliches Wirken oft überaus grausam. Es gibt kaum einen Menschen, dem die elenden Folgen solcher Leiden in der engsten eigenen Lebenssphäre erspart geblieben sind; aber es ist nötig, im Angesicht dieses bösartigen Entartungsproblems endlich zur Tat zu gelangen. Denn löst man es nicht, so wird als geringstes Zeichen der Buße einst nur das Brüten über eine verlorene Vergangenheit übrig bleiben. Für den Arzt handelt es sich um ein Versagen der vorbeugenden Medizin, das sich in statistisch überwältigenden Zahlen ausdrückt. Wenn dieser hartnäckige Feind nicht vom Erdboden verschwindet, ist der Sieg für die Menschheit nie vollständig. Es ist paradox: Die medizinische Wissenschaft hat mit ihren neuesten Errungenschaften – Chemotherapie, Antibiotika, Anwendung von Blut und Blutfraktionen – zwar die Bedrohung der Menschheit durch kurzfristige Krankheit auf ein Minimum herabgedrückt, gleichzeitig aber jene durch langfristige Krankheit auf ein Maximum gesteigert, und diese Letztere steht heute umso unverhüllter, gefährlicher vor uns.«

Welcher Mut spricht aus diesen Worten des großen Mediziners vor dem Gorgonenhaupt, das sich damals erhoben hatte und seither ins kaum mehr Ermessliche gewachsen ist angesichts des Riegels, der den Zugang verschließt zu den einfachen Ordnungsgesetzen des Lebens und der Ernährung, in denen die wirklichen »Immunitätsfaktoren« gegen die langwierigen Degenerativkrankheiten liegen!

Wir brauchten ein Kollegium weiser Erzieher mit Befugnissen, die der Politik und der Wirtschaft übergeordnet sind, erklärte Philipp Emanuel von Fellenberg, der das Vorbild zu Goethes Erziehungsprovinz schuf, und Prof. K. v. Neergaard, Inbegriff jener Zeit, in der die Zürcher Hochschulen im Gebiet des Gesundheits- und Hygienewesens in unserem Blickfeld hervorragten, sah anno 1946 den Schwerpunkt des Zeitalters, das mit dem 20. Jahrhundert begonnen hatte, im Zeichen des Erzieher-Arzt-Weisen. Prof. Pierre Delore vom Französischen Gesundheitsministerium[1] sah ebenfalls die Notwendigkeit eines kommenden Rates von Arztweisen voraus, der mit Autorität und stabilen Befugnissen ausgestattet sein müsste, die über jene der Politiker und Wirtschafter hinausgehen müssten. Ein hoher Sinn für menschliche Werte und deren Rangfolge müsste in ihm zum Ausdruck kommen. Seine Mitglieder müssten die Notwendigkeiten der Volksgesundung und die Möglichkeiten der Gesundheitsmedizin von Grund auf kennen, folgerichtig auf lange Sicht hin arbeiten mit klaren Leitideen, Initiative und Verwirklichungsmut, mit der Fähigkeit, die Menschen mit ihrem Geist zu erfüllen, sie zu fördern, zu kontrollieren, zusammenzuspannen unter Wahrung der Würde jedes Einzelnen, um Menschen an ihren richtigen Platz zu stellen, ihre Fähigkeiten zu entdecken, ihre Werte zu wecken und sie sich selbst entdecken zu lassen, um ihr Wissen und Können mit Hingabe für das Ganze einzusetzen.

Dieser Rat der Arztweisen hätte Vorsorge zu leisten für Lebensordnung und vorbeugend-aufbauende Medizin am Einzelnen und an den Gemeinschaften, um die Menschen zu einem glücklicheren, gehobenen Leben zu erheben, für Geburtenförderung im natürlichsten Sinne und Erziehung zur Persönlichkeitsentwicklung zu sorgen, für Freizeitgestaltung im Sinne der Fähigkeitenrundung unter Erkennung der echten Bedürfnisse, für Landesplanung und vor allem für gesunde Volksernährung.

Dieser Rat bedürfte zur Unterstützung eines Ärzteordens. Er hätte ständig die Gesundheit des Volkes im Auge zu behalten, mehr als die Krankheiten. Er müsste mit Mitteln reich dotiert und nicht mehr der arme Bruder sein wie die derzeitigen Gesundheitsministerien unter den anderen, sodass die Produktionsmittel in seinen Dienst gestellt werden könnten, so wie jetzt in den Dienst des Wehrwesens.

Das alles am Ausgang des letzten Weltkrieges. Es kam anders – ganz anders; aber gewiss ist, dass in vielen Heutigen etwas wartet auf den Rat der Arztweisen und ihm dienen will.

1 *Introduction à la Médecine de l'Homme en Santé et de l'Homme malade*, Paris.

Szenenwechsel

An der Hoechster Pressekonferenz vom November 1977 berichtete Elmar Schrinner von der Hoechst AG den Szenenwechsel auf dem Gebiete der bakteriellen Mikroflora (*Ars Medici* 68, 4/1978, S. 175/6). Lange Zeit, von Semmelweis bis zur Einführung der Sulfonamide, beherrschten die Streptokokken die Lage in den Krankenhäusern nach Verletzungen und Operationen. Mit der Einführung der Sulfonamide und später des Penizillins entstand ein langsamer Wandel. Die Streptokokken wurden von den Staphylokokken abgelöst, und ab 1959 sprach man vom Staphylokokken-Hospitalismus, der das Ausmaß einer weltweiten Pandemie angenommen hatte. Mithilfe semisynthetischer Penizilline konnte man dann die Staphylokokkengefahr bannen, aber das dauerte nicht lange. An die Stelle der grampositiven traten die gramnegativen Erreger. Gerade jetzt wieder wandle sich das Infektionsgeschehen und werde immer häufiger von Infektionen durch Erreger wie Pseudomonas aeruginose oder Serratia marcesens – bis vor Kurzem Inbegriff eines unschuldigen Bakteriums – beherrscht, die jetzt aber auf einmal bösartig geworden sind.

»Die Probleme der Zukunft«, fasste Schrinner zusammen, »liegen mehr beim chronischen Infekt und bei Infektionen, denen eine Immuninsuffizienz (Abwehrungenügen) oder ein anderes schweres Grundleiden zugrunde liegt. Der ›Problemkeim‹ (also der Krankheitserreger, Red.) ist keineswegs mehr das größte Problem, sondern es ist der in seiner Abwehrlage dauerhaft gestörte ›Problempatient‹.«

Mit anderen Worten: Die Medizin sieht sich zurückverwiesen auf naturheilkundliche Maßnahmen zur Stärkung, Wiedererweckung und Lenkung der körpereigenen Heilkräfte, auf die Zusammenarbeit mit dem »Inneren Arzt«.

»Es gibt keine Alterskrankheiten«

Ein Dokument ersten Ranges

Im Journal der *American Medical Association*, also auf höchster Warte der Orthodoxie, erschien zum Auftakt des 84. Jahrganges am 6. April 1963 eine Klarstellung, die eigentlich, so möchte man annehmen, heute in jedem einschlägigen Lehrbuch am Anfang zu finden sein müsste, die aber seltsamerweise, soweit ersichtlich, völlig übergangen worden ist: »A new concept of aging«.

Die Amerikanische Ärztegesellschaft hatte einen Ausschuss zum Studium der Alterskrankheiten geschaffen, ein *Committee on Geriatrics*, und dieser Ausschuss wurde sich in seiner Eröffnungssitzung mit den Stimmen aller Beteiligten klar, dass sein Auftrag verfehlt war, indem es »so etwas wie ›Alterskrankheiten‹, die spezifisch aus dem Älterwerden entstehen, überhaupt nicht gibt«[1], denn alles, was man Alterskrankheiten nennt, komme ja in immer jüngeren Jahrgängen vor und werde neuerdings in wachsendem Ausmaß auch bei Kindern gefunden, während umgekehrt Greise zu finden sind, die keine Spur von Alterskrankheiten aufweisen.

Statt sich nun aufzulösen, was sich mangels Objekt aufdrängte, taufte sich das *Committee on Geriatrics* in ein *Committee on Aging*, einen Ausschuss für Altersprobleme, um und fand darin ein sinnreiches Ziel für seine Arbeit.

»Wir haben kein Recht anzunehmen«, so drückte es sich aus, »dass die zitternde Hand, der schwankende Schritt, die körperlich-geistige Horizontverengung unvermeidlich seien. Wir haben die Hoffnung, dass wir nicht nur die Lebensdauer, sondern auch die Lebensfülle verlängern können durch eine Wandlung der Umweltbedingungen.«[2]

Damit erhob der echte, aber in der Zwischenzeit anscheinend völlig in Vergessenheit geratene positive Gesundheitsbegriff für einmal wieder und, wie es scheint, zum letzten Mal, sein Haupt über dem Eismeer des herrschenden Gesundheitsbegriffes, der in aller Welt von einem »Gesundheitswesen« handelt, das in Wirklichkeit »Krankheitswesen« heißen müsste und in unmöglichen Fachwörtern wie »Gesundheitsverbrauch« sich genug tut. Er hatte es schon einmal klar und mutig getan im Bulletin 109 des NRC (Nationaler Forschungsrat der USA) vom November 1943, also zwanzig Jahre vorher.

»Gesundheit ist gekennzeichnet durch einen typischen Grad von Fülle, der in sich schließt eine enorme Produktionsfähigkeit und reichliche Reserven an Abwehrkraft gegen Krankheit. Um des Heiles der Menschheit willen muss das Ziel der Gesundheit in Theorie und Praxis ausgerichtet werden auf die Schaffung von ›buoyant health‹, nicht nur von üblicher Gesundheit.«

Das Wort »buoyant« hat mit einer Ankerboje für Schiffe zu tun, und »buoyant health« dürfte sich am besten mit »obenaufschwingender, sturmfester Gesundheit« übersetzen lassen.

Leuchtkugeln der Erkenntnis! Sie vergingen in der Nacht. Weiterhin wurde und wird weltweit in der Annahme gehandelt, dass umso mehr Gesundheit herauskäme, je mehr Geld man in die Bekämpfung von Krankheit steckt.

1 »At it's first meeting the Committee nearly talked itself out of business. It immediately became obvious that there were no ›diseases of the aged‹ specifically resulting from the passage of a certain number of years ... The Committee found itself a ›committee without a cause‹.«

2 »We have no right to assume that the shaky hand, the wobbly step, and narrowing of physical and mental horizons are inevitable. We have the hope of prolonging life and living by modifying environment.«

Die Sache mit den Spitalkosten

Die Spitalkosten seien im Begriff, unsere ganze Volkswirtschaft in Gefahr zu bringen, schrieb Kantonsrat Prof. Dr. med. W. Heer im *Landboten* (Winterthur) schon am 29.11.1973. »Im gleichen Zeitraum – in welchem der Lebenskostenindex um zwölf Prozent anstieg – stiegen die Kosten pro Patiententag um 270 Prozent, die Personalkosten um 93 Prozent, die Zahl der Ärzte um 46 Prozent, jene des Personals um 27 Prozent und die Kosten der medizinischen Bedürfnisse sogar um 201 Prozent.« Dabei sei am Kantonsspital von 1966 bis 1972 die Zahl der Pflegetage um 18 Prozent, die der Betten um zwölf Prozent und die durchschnittliche Belegung um zehn Prozent gesunken! Summa: geringere Leistung bei höheren Kosten und Aufblähung des Apparates. »Im Kantonsspital kommen auf 1,5 Betten eine Schwester und auf 2,6 Betten ein Arzt, während im Durchschnitt der bundesdeutschen Universitätskliniken auf 2,9 Betten eine Pflegerin und auf sechs Betten ein Arzt komme. Was den medizinischen Fortschritt betrifft, so sei er öfters nur äußerer Glanz, Luxus und Perfektion, ohne wirklichen Nutzen für den Kranken. Jeder Arzt wisse manches Beispiel dafür, dass der vermeintliche Fortschritt nichts als ein technischer Gag oder eine Propagandaentgleisung der Pharmaindustrie ist. Die 17 Sauerstoffüberdruckkammern, von denen jede 4760 Franken kostete, stünden heute im Keller. Zürich besitze im internationalen Vergleich eine ganz unverhältnismäßige Dichte an teuren Hochvolt-Bestrahlungsgeräten, pro Million Einwohner nämlich 11,4, Stockholm 6,6, London 4,6, Hamburg 3,3, Paris 2,7.«

»Verschafft uns eine Ernährungswissenschaft!«

*Von Prof. Dr. Roger J. Williams,
University of Texas, 1973*

Dieser offene Brief an den Secretary of Health, Education and Welfare, also den Gesundheits- und Erziehungsminister der Vereinigten Staaten von Amerika, erschien unter anderem im *National Health Federation Bulletin* vom Februar 1973 und stammt von einem der bekanntesten amerikanischen Ernährungsforscher, der sich vor allem auch um die Kenntnis der Variationsbreite innerhalb der menschlichen Anlage verdient gemacht hat.

Sehr geehrter Herr Staatssekretär!

Am 15. September 1972 schrieb ich Ihnen einen Brief, um Ihnen einiges zu sagen über die Probleme, die ich habe als einziges nichtmedizinisches Mitglied im Präsidenten-Beirat für Herzkrankheiten, in den ich dieses Frühjahr gewählt wurde. Sie leiteten diesen Brief an Prof. Dr. Theodore Cooper, Direktor des Herz- und Lungen-Instituts, weiter, von dem ich eine sehr freundliche, höfliche und im Ganzen ermutigende Antwort erhielt.

Ich möchte Ihre Aufmerksamkeit indessen nochmals auf die Tatsache lenken, dass das Problem, vor dem ich stehe, nicht durch Weiterleitung an irgendeinen Mediziner gelöst werden kann, da es gewaltige Ausbildungsbemühungen erfordert und in der Tat eine schwere Kritik an der Ärzteausbildung (und der Ärzteschaft) einschließt wegen ihrer kurzsichtigen Vernachlässigung der Ernährungswissenschaft.

Hier einige Auszüge aus meinem Minderheitsbericht an Präsident Nixon:

Die wahrscheinlichste Ursache der allgemein verbreiteten Herzleiden

Während niemand weiß, warum Herzleiden so verbreitet sind, ist es doch hochwahrscheinlich, dass die Grundursache in der Tatsache liegt, dass in unserem industrialisierten Zeitalter das Volk seine Nahrung nur nach Anschein und Gelüsten wählt und nicht dazu erzogen worden ist, nach dem Nahrungswert zu wählen. Unsere Nahrung ist großenteils Industriekost, hat lange Transporte und Lagerungen durchgemacht, und die Lieferanten sorgen für solche, die auf Befriedigung ihrer Gelüste aus sind und kaum auf die Ernährungswirkung achten. Die Ernährungswissenschaft hat hier versagt.

Äußere und innere Umwelten

Drei Dinge in unserer physischen Umwelt von 1972 verlangen vor allem wissenschaftliche Beachtung: Luft, Wasser und Nahrung. Von diesen drei ist die Ernährung am folgenreichsten und verlangt weitaus die größte wissenschaftliche Beachtung. Die Nahrung enthält rund vierzig Nährfaktoren, welche täglich dem menschlichen Körper in richtigen Mengen und Korrelationen zugeführt werden müssen. Die Natur leistet bei der Erfüllung dieser Erfordernisse eine unermessliche Hilfe, aber wir müssen lernen, besser mit der Natur zusammenzuwirken.

Diese Ernährungsfaktoren gehen ein in das, was Claude Bernard das »milieu interieur« des Körpers genannt hat. Diese innere Umwelt geht uns entscheidend an bei den Herzkrankheiten, wie ich es im Kap. 5 »Protect the Hearts We Have« in meinem neuen Buch *Ernährung gegen Krankheit* herausgearbeitet habe. Dieses Kapitel beruft sich auf rund 450 Arbeiten aus der wissenschaftlichen und ärztlichen Literatur.

Verhütungs- und Unterlassungs-»Sünden«

Zwei Arten »Sünden« gegen die innere Umwelt sind möglich, solche, die man verübt, und solche der Unterlassung. Eine krasse Verübungssünde geschieht, wenn wir Tabakrauch inhalieren. Dieser richtet die Zellen und Gewebe zugrunde und ist einer der Gründe der Herzkrankheiten, wie praktisch alle Beiratsmitglieder zugeben. Aber viele Leute haben Herzanfälle, ohne Raucher zu sein. Es gilt also weiter zu schauen.

Zahlreich sind die Unterlassungssünden verursacht durch die moderne Nahrungsindustrie, die keine Rücksicht auf den Nahrungswert nimmt. Zu den wichtigsten Nährfaktoren, die am meisten defizitär sind, gehören das Vitamin B6, das Magnesium, das Vitamin E, das Vitamin C, die Folsäure und Spurenminerale. Das ist keine vollständige Liste, aber diese Faktoren sind jedenfalls beteiligt am Problem der Herzleiden. Sie und weitere sind nötig für die Gesunderhaltung der Zellen und Gewebe des Herzens und des Kreislaufsystems.

Als speziell in Westdeutschland das Contergan in das »milieu interieur« der Föten gebracht wurde, entstanden Missgeburten. Das war die Folge einer Verübungssünde. Unterlassungssünden, begangen in der Frühschwangerschaft, können ähnliche Ergebnisse haben. Folsäure ist ein Nährfaktor, der in diesem Zusammenhang untersucht werden muss.

Es ist sehr wahrscheinlich, dass Herz- und Blutgefäßschäden, die im Volk verbreitet sind, weitgehend durch Verarmung der inneren Umwelt entstehen, welche die Schwangeren ihren werdenden Kindern bieten, wenn sie sich nachlässig und unkundig ernähren. Manche Herzprobleme stammen aus solchen Mängeln. Ein verantwortlicher medizinischer Fakultätsdekan schrieb mir, dass der Zustand der Nachkommenschaft in dieser Hinsicht »fürchterlich« sei und dass viel davon wahrscheinlich von der Schwangerschaftsernährung herrührt.

Verhütung von Ernährungskrankheit
(USA-Landwirtschaftsdepartment)

Ein zweibändiger Bericht des USA-Landwirtschaftsdepartments von 1971 schätzte, dass bei 13 allgemein verbreiteten Krankheiten eine Verminderung um 20 bis 90 Prozent als Ergebnis der Ernährungsforschung erwartet werden könne. Manche dieser Schätzungen wären höher ausgefallen, wenn die Verfasser das Material gekannt hätten, das in meinem Buch *Ernährung gegen Krankheit* enthalten ist.

Abhilfe: Fördert die Ernährungsforschung!

Die zweite Frage des Präsidenten »Was lässt sich da tun?«, lässt sich klar und einfach beantworten: *Fördert die Ernährungswissenschaft!* Luft und Wasser erhalten jetzt genug wissenschaftliche Beachtung. *Die Nahrung, die wir zu uns nehmen, verlangt aber unvergleichlich mehr wissenschaftliche Beachtung und erhält sie nicht. Die Ernährungswissenschaft ist unterentwickelt und versandet. Daran ist vor allem schuld, dass die ärztliche Wissenschaft und Ausbildung die Ernährungswissenschaft nie akzeptiert und herangebildet und dass sie sie so behandelt hat, als gehörte sie nicht wirklich zu ihr.* Diese Tatsache und einige der historischen Gründe, die dahinterstehen, sind in meinem Buch *Ernährung gegen Krankheit* besprochen.

Unsicherheit, Konfusion, Unwissenheit

Das bloße Durchnehmen der überkommenen »Ernährungskurse« erfüllt in keiner Weise unsere Notwendigkeiten. Die kräftigste Feststellung betreffend Ernährung im Mehrheitsbericht des Präsidentenbeirats über Herzkrankheiten findet sich auf Seite 36, Empfehlung 1.8: »Der Beirat befürwortet die Schaffung umfassender Forschung und Ausbildung sowie klinische Herz-Kreislauf-Zentren. Er glaubt, dass vor allem anderen ein Arteriosklerose-Zentrum zu schaffen ist mit Einschluss von Ernährungsforschungen als hochwichtiger Komponente – da dieses Gebiet ein Feld in die Augen stechender Ignoranz ist und für die Verhütung große Möglichkeiten enthält.«

Die Sache mit der Unsicherheit, Ignoranz und Konfusion auf dem Gebiet der Ernährung kann gar nicht stark genug hervorgehoben werden. Unheilvollerweise werden einige der verschrobensten Ideen gerade von approbierten Ärzten vertreten, die in ihrer Ausbildungszeit keine angemessene Grundlage erhalten haben. Die Unwissenheit auf diesem Gebiet wird ausgebeutet. Millionen Menschen suchen verzweifelt nach Hilfe und wissen nicht, wo sie soliden Rat bekommen können, da die meisten Ärzte notorischerweise sehr wenig über Ernährung wissen. Viele von ihnen, selbst wissenschaftliche Ausschussmitglieder, geben ohne Weiteres zu, dass es so ist. Es ist typisch, dass der Patient, wenn er den Arzt nach der Ernährung fragt, die er befolgen soll, zur Antwort erhält: »Kümmern sie sich nicht darum. Wir sind die besternährten Leute der Welt. Wenn sie Vitamine nehmen wollen, werden sie Ihnen kaum schaden.« Wenn die Ärzte gut Bescheid wüssten über die verwickelten Hintergründe der Ernährungsfrage und aufgrund davon solchen Rat erteilten, so wäre das etwas anderes als so, wie es jetzt ist, da sie solchen Rat aus Ignoranz statt Kenntnis erteilen.

Die Lage ist so schlimm geworden, dass Senator Schweiker von Pennsylvanien im Jahre 1972 den Ärzte-Ernährungs-Ausbildungs-Act eingebracht hat, um Mittel für die Entwicklung der Ernährungsausbildung in den medizinischen Fakultäten zu verlangen. Der Tiefstand der Ernährungsausbildung wurde betont in einem Zwei-Spalten-Artikel »Ernährungs-Analphabetismus« in der *New York Times* vom 14. Juni 1972 durch den Industriellen Henry J. Heinz II. Als einer, der seine Lebensarbeit in diesem Feld hat, würde ich sagen, dass die Lage sogar noch schlimmer ist, als Herr Heinz sie dargestellt hat.

Wenn nicht bald etwas geschieht, werden unsere Mediziner in der Kenntnis der Ernährungsfragen weit hinter den Zahnärzten und den Osteopathen zurückbleiben. Es ist gut für die Dentisten und Osteopathen, wenn sie vorwärtsmachen, aber es ist unerträglich für die Ärzte, hintendrein zu bleiben. Ein viele Fächer verbindendes Vorgehen, das nicht nur die Biochemie und Physiologie, sondern auch die interne Medizin, die Pathologie, die Mikrobiologie, die Zahnheilkunde, die Endokrinologie, die Fortpflanzung und andere verwandte Gebiete umfasst, ist dringend notwendig.

In meinem Brief vom 9. Oktober an Dr. Mills, den Präsidenten von Nixons Herzkrankheiten-Beirat, schrieb ich: »Ich betrachte es als ein nationales Unglück, dass die Ernährungswissenschaft so wenig Beachtung erhalten hat und dass die Ärzte und anderen medizinischen Wissenschaftler so unaufmerksam darauf und so unkundig dessen sind, was für die Menschheit eine so gewaltige Wohltat sein könnte.«

Institut für Ernährungswissenschaft

Der einzige Weg zur Überwindung der Unsicherheiten, Konfusion und Ignoranz in der Volksernährung besteht in einer sorgfältigen, umfassenden und wirklichkeitsgemäßen objektiven Forschung, um Antwort auf eine Reihe von Fragen zu finden. In einer der Denkschriften, die ich dem Beirat einreichte, waren 36 dringende Probleme enthalten, allein in Bezug auf den Zusammenhang zwischen Herzkrankheiten und Ernährung. Keine von ihnen war auch nur diskutiert worden, und es gibt ihrer noch manche andere. Trotz der vielen zu leistenden Forschung wird sich das Bild rasch klären, sobald eine genug große Zahl von kompetenten Wissenschaftlern sich dahintermacht. Dies geschieht derzeit nicht. Vielen, die an der Ernährung interessiert sind, geht es darum, altehrwürdige Positionen zu verteidigen, welche mit Sicherheit überholt sein werden.

Der einzige Ausweg, aus dieser lähmenden Situation herauszukommen, besteht darin, dass die Bundesregierung zwei oder mehr Institute für Ernährungswissenschaft gründet. Das kann unter dem »Herz-, Blutgefäß- und Lungen-Gesetz« von

1972 geschehen. Ein Institut könnte sich gut mit Ernährung und Arteriosklerose befassen, ein anderes mit Schwangerenernährung im Hinblick auf angeborene Herzleiden und Kardiomyopathien.

Die Besetzung dieser Institute für Ernährungswissenschaft wird Probleme stellen, aber nur so lange, wie zu wenig Geld verfügbar ist. Denn da sind wirkliche Probleme zu lösen, und mächtiges Interesse kann erweckt werden im Geiste von Tausenden zuständiger Wissenschaftler, sobald sie genug Unterstützung zugesichert erhalten.

Viel umfassendere Tragweite als nur Herz- und Kreislaufleiden

Sobald einmal die Ernährungswissenschaft kräftige Unterstützung erhält, wird es offenkundig werden, dass die Ernährung eine ungeheure Rolle in der Verhütung aller Arten von Krankheiten spielen kann. Das ist das Thema meines Buches *Ernährung gegen Krankheit*, das selbst von einer Anzahl Ärzte als wohlfundiert bezeichnet worden ist. Geistesschwäche, Zahnkrankheiten, Alkoholismus und möglicherweise selbst Krebs können auf das geschwächte »milieu interieur« zurückgeführt werden, mit welchem die Zellen und Gewebe unserer Organismen sich abfinden müssen. Diese innere Umwelt kann durch richtige Ernährung gewaltig verbessert werden.

Die Grundlage für weitreichende Hoffnung auf Krankheitsverhütung liegt in der Erkenntnis, dass die Verfassung der (äußeren und inneren) Umwelten von überragender Bedeutung ist und dass die Ernährungsumwelt nicht wirklich und im Ernst in Betracht gezogen worden ist. Sind Umwelten wichtig für lebende Geschöpfe? Die Antwort liegt auf der Hand. Sind Umwelten wichtig für lebende Zellen und Gewebe? Auch das liegt auf der Hand. Werden Zellen und Gewebe gestört und krank, wenn die Umwelten unangemessen sind? Auch das kann mit Sicherheit bejaht werden. Die Sanierung des inneren Milieus kann durch Anwendung wissenschaftlicher Tüchtigkeit in der Entwicklung der Ernährungswissenschaft erreicht werden. Die Schaffung von Instituten für Ernährungsforschung wäre ein wichtiger Schritt in Richtung einer besseren Volksgesundheit für die ganze Nation.

Wirtschaftliche Tragweite

Im Herz-, Blutgefäß- und Lungen-Gesetz von 1972 wurde geschätzt, dass der mögliche Gewinn mehr als 30 Milliarden Dollar im Jahr betragen würde. Diese Summe würde sicherlich mehr als doppelt so groß, wenn wir noch andere Krankheiten überwinden könnten. Zwar gibt es natürlich keine Zauberformel zur völligen Beseitigung der Krankheit, aber wir haben es mit enormen Einsparungsmöglichkeiten zu tun – nicht nur in Geld, sondern auch in Gestalt von Kummer und Elend. Ein Privater würde nicht zögern, zehn Dollar anzulegen im Jahr, wenn er begründete Aussicht hätte, dafür jährlich 30 000 Dollar zurückzuerhalten. Die Bundesregierung sollte nicht zögern, zehn Millionen Dollar im Jahr zu riskieren, wenn der öffentliche Ertrag dafür dreißig Milliarden Dollar sein könnte.

Für Ignoranz stimmen?

Wenn wir den Vorschlag, die Ernährungswissenschaft zu entwickeln, zurückweisen, stimmen wir für Ignoranz. Das ist unvorstellbar im Licht der unerforschten Goldmine von Gelegenheiten zur Gesundheitsverbesserung, wie sie vom USA-Department für Landwirtschaft erwähnt wurde. Sicher wollen wir doch der Erkenntnis die Zustimmung nicht versagen, dass Wissen besser ist als Nichtwissen. Auf dem Gebiet der Ernährungswissenschaft können wir es uns nicht leisten, Ignoranten zu bleiben.

Ein Problem, das nicht routinemäßig einem Ärzteausschuss zuzuschieben ist

Infolge jahrzehntelanger Indoktrination werden manche Ärzte automatisch die Idee verlachen, dass Ernährung eine so bedeutende Rolle für die Krankheitsverhütung spielen könne. Das ist meines Erachtens so, weil sie im Gebiet der Ernährungsphysiologie so unerfahren sind. Kein Arzt, der diesen Namen verdient, kann indessen die Stellung einnehmen, dass Unkenntnis in der Ernährung besser sei als Kenntnis.

Ich dränge deshalb mit allem Respekt darauf, dass der Vorschlag, die Ernährungswissenschaft zu entwickeln, umfassend ernst genommen und nicht nur irgendeinem Ärzteausschuss zugeschoben wird.

Öffentliches Verlangen

Millionen Menschen sind hoch interessiert an der Erkundung der Möglichkeiten, durch Ernährung einen höheren Gesundheitsgrad zu erlangen. Noch viel mehr können leicht dazu geführt werden, ein solches Interesse zu bekommen. Wenn Sie, Herr Präsident, in Ihrer Regierung den Weg zu besserer Gesundheit durch Krankheitsverhütung auf dem Wege der Ernährung zu bahnen beginnen, werden fürwahr noch viele mehr sich erheben und Sie einen Gesegneten preisen.

Da diese ganze Sache in meinem Denken und meinem Gewissen ein großes Gewicht hat, bin ich bereit, meine Stellung der Öffentlichkeit voll und auf jede geeignete Weise bekannt zu machen.

Ich hoffe aufrichtig, dass Sie Interesse fassen und mit Präsident Nixon auf jede Weise zusammenarbeiten werden, um Verständnis und Handeln in Bezug auf die Ernährungswissenschaft in Gang zu bringen.

»Wie soll man sich dem schädlichen Einfluss der derzeitigen Umwelt entziehen? Indem man sich ähnliche Regeln wie die Weisen früherer Zeit auferlegt, sich mit Gleichgesinnten zusammentut und sich im Zaum hält, zum Beispiel auf das Abhören von Lügen im Radio verzichtet, in den Zeitungen nur die wertvollen Mitteilungen durchliest, nur Artikel und Bücher von anständigen, kundigen, aufrichtigen Verfassern berücksichtigt, die moderne Propagandatechnik erlernt, um sie von sich abzuhalten, kurz – indem man aus sich selbst denkt und handelt.«

»Der menschliche Körper ist mit einer beinahe wunderbaren Fähigkeit versehen, um den widrigsten Umständen Einhalt zu gebieten. Wenn er aber die Grenzen seiner Anpassungsfähigkeit erreicht hat, kommen die Verwirrungen aller Art zum Vorschein: moralische Verderbnis, Nervosität, Geistesschwäche, Kriminalität, Unfruchtbarkeit und Krankheiten aller Art.«

»Die Familie muss wieder in der Erde verwurzelt werden wie bei den Vorfahren. Jeder soll ein Haus haben, und wäre es auch klein, und einen Garten bestellen.«

Prof. Alexis Carrel, 1873–1944 (Nobelpreis): Betrachtungen zur Lebensführung *(Zürich 1954)*

»Ursachen unbekannt«

Een klinisch panorama van een teveel in de voeding. Von Prof. Dr. med. C. D. de Langen, Universität Utrecht, in *Geneeskundige Bladen uit kliniek en laboratorium voor de praktijk*, 48/III, Haarlem 1957.

»Neben den gewaltig zurückgegangenen Infektionskrankheiten sind die Zivilisations-, Abnutzungs- oder ›eingebauten‹ Krankheiten sowohl für die Sterblichkeit als auch für die Krankheitshäufigkeit und -dauer, für Arbeitsausfall und Invalidität sehr stark in den Vordergrund getreten«, schrieb de Langen 1957, »derart, dass die Medizin dagegen in einem schweren Abwehrkampf steht … Dazu gehörten vor allem Herz- und Kreislaufleiden (Arteriosklerose und Blutdruckleiden), Krebs, Diabetes, Rheuma, Galle- und Leberleiden, Nieren- und Blasenleiden, Schwangerschaftstoxikose, Schilddrüsenüberfunktion und -unterfunktion und vieles andere mehr.«

Dass dem anders geworden sei in den vergangenen 26 Jahren kann man nicht sagen, leider ganz im Gegenteil.

Frage man nun, so fuhr de Langen fort, irgendein Fachwerk oder einen Kongress nach den Ursachen der fortwährenden Zunahme dieser Krankheiten, so stoße man immer wieder auf das Bekenntnis »Ursache unbekannt«. Auch das hat sich seither nicht geändert trotz eines unübersehbaren Forschungsaufwandes, man hat aber gelernt, von »Faktoren« zu reden und die Entstehung »multifaktoriell« zu nennen, um das »Ursache unbekannt« zu umgehen.

Wieso eigentlich?, fragte de Langen. Fehlte es vielleicht am Interesse der Forscher? Ganz sicher nicht, im Gegenteil. Immer mehr Mittel und Fleiß würden dafür eingesetzt. Oder fehlte es an Methoden? Auch da im Gegenteil. Immer mehr und feinere Methoden wurden und werden eingesetzt, wie man es sich früher nicht habe träumen lassen.

Und doch, schrieb de Langen, solange die Ursachen unbekannt sind, kann es selbstverständlich auch keine ursächliche

Behandlung und keine echte Heilung und Verhütung geben, sondern man kann nur das Leben der Erkrankten verlängern, stützen, ihre Leiden lindern. Aber volles Leben ist das nicht mehr, und die Krankheiten rücken weiter vor, greifen um sich und ergreifen immer Jüngere. Auf dem Gebiet der Lebensverlängerung, Stützung und Linderung liegen die bisherigen Errungenschaften. So dankbar wir dafür zu sein haben, müssen wir uns doch sagen, dass wir nicht dazu bestimmt sind, »Krückenmenschen« zu sein, und dass wir als solche nicht imstande sein werden, den Kampf um die Zukunft des Abendlandes zu bestehen.

Prof. C. D. de Langen hatte zwanzig Jahre lang das Zentralkrankenhaus in Batavia, dem heutigen Djakarta, geleitet und danach zehn Jahre als Professor an der Universität Utrecht in Holland gewirkt, als er sein *Klinisches Panorama der Überernährung* schrieb. Er konnte wie wenige die Verhältnisse unmittelbar vergleichen, und dabei sprangen ihm so erstaunliche Unterschiede der Krankheitshäufigkeiten in die Augen, dass er sich veranlasst sah, folgenden Vergleich zwischen Java und Holland aufzustellen:

Arteriosklerose und Bluthochdruck: Während diese Krankheitsgruppe 1956 in den USA bereits die Hälfte der Todesfälle verursachte und in den Niederlanden nicht viel weniger, war beides in Indonesien bei den Einheimischen äußerst selten, und die wenigen Fälle betrafen durchwegs Europäer, Chinesen und einzelne reiche Indonesier.

Gallensteine und Leber- und Pankreasleiden: Bei den Plantagenarbeitern in Indonesien nur zwei Fälle unter 1 370 000 Patienten – und diese beiden waren Chinesen.

Diabetes: Obwohl die Indonesier eine einseitige »Kohlehydratkost« haben, konnte die Diagnose Diabetes nur neunmal unter 422 943 Patienten erhoben werden.

Schilddrüsenüberfunktion: Kropf kam zwar eher häufig vor, aber Schilddrüsenüberfunktion konnte in den zwanzig Jahren nur in zwölf Fällen festgestellt werden.

Akutes Gelenkrheuma: Äußerst selten.

Glomerulonephritis (Nierenentzündung): Sehr selten.
Appendicitis (Blinddarmentzündung): Wurde unter 422 943 Patienten nur 159 Mal gefunden.
Multiple Sklerose: Kein einziger Fall.
Nieren- und Blasensteine: Sehr selten.
Schwangerschaftstoxikose und Eklampsie: Äußerst selten.
Magen- und Zwölffingerdarmgeschwüre: So häufig sie bei uns sind, so überaus selten fand er solche Fälle unter dem Volk Indonesiens – nur 48 Mal unter 422 943 Patienten – und dies bemerkenswerterweise, obwohl die Indonesier scharfe Speisen lieben, häufig an Verdauungsinfektionen leiden und eine eher kräftige Magensaftsekretion haben.
Magenkrebs: (»Wo keine Magengeschwüre, da entsteht auch kein Magenkrebs«). In zwanzig Jahren nur drei Fälle, obwohl Krebs sonst in Indonesien nicht selten war.
Perniciöse Anämie: Fehlte ganz. Sterblichkeit an dieser Krankheit in Indonesien 0,0, in Holland 4,4, in Kanada 9,1 Fälle.
Amyloid (schwere Form verkäsender TBC, Syphilis oder Malaria): Kein einziger Fall, obwohl TBC, Syphilis und Malaria keineswegs selten waren.

Die genauen Zahlen wolle man in der genannten Veröffentlichung nachsehen, falls man sie benötigt.

Die Gegenüberstellung der außerordentlichen Seltenheit dieser bei uns so häufigen und ständig zunehmenden Krankheiten wirft natürlich die Frage auf, wie sich das erklären lässt. Ein Stück weit beruht der Unterschied natürlich auf jenem der Lebensdauer und der Tatsache, dass die Patienten in Indonesien durchschnittlich jünger waren, aber dies reicht bei Weitem nicht zur Erklärung aus.

Auf die Frage, ob vielleicht Rasse oder Klima etwas ausmachen konnten, gelangte de Langen nach eingehender Untersuchung zu dem Schluss, dass weder der Rassen- noch der Klimaunterschied direkt irgendeinen bestimmenden Einfluss auf die Häufigkeit dieser Erkrankungen haben können, und indem er weitere Möglichkeiten abtastete, gelangte er eindeutig immer wieder zu der Frage der Ernährung zurück, worin einige große und kennzeichnende Unterschiede bestanden, nicht nur zwischen Indonesien und Holland, sondern auch zwischen einer Reihe von Bevölkerungen Asiens, Afrikas und Südamerikas einerseits und den wohlhabenden Bevölkerungen in Amerika, Europa und anderen Erdteilen andererseits.

1. Die Nahrungsmenge (Kalorienzufuhr): Sie ist beim Volk in Indonesien sehr niedrig. Schon van Veen und Postmus (Eijkman-Institut Batavia, JADA, August 1947) berechneten einen Durchschnitt von 2100 Kal. für Javaner bei schwerer Feldarbeit (bei etwas kleinerem Körperbau) gegenüber 4000 Kal. und mehr unter ähnlichen Verhältnissen in Europa und Amerika. De Langen rügt die Trägheit des Denkens unserer Fachwelt in dieser Frage. Sie lege immer noch allen ihren Kostrechnungen einen Kaloriengrundbedarf von 3000 kg/70 kg/Tag zugrunde, wozu dann noch entsprechende Zuschläge für körperliche Arbeit gemacht würden, obwohl schon Rubner und dann die Ernährungskommission des Völkerbundes eine Herabsetzung von 3000 auf 2400 Kal. verlangt haben. In Wirklichkeit müsse der Grundbedarf noch wesentlich niedriger liegen, denn in seinem (Prof. de Langen) Nachsorgedienst für berufstätige Diabetiker in Utrecht habe eine dauernde Stoffwechselstabilisierung bei stetem Körpergewicht auf dem Niveau von weniger als 2000 Kal. für Hausfrauen ohne Hilfe, aber mit durchschnittlich drei Kindern und sogar von 1400 bis 1700 Kal. bei voll berufstätigen Erdarbeitern, Magazinern, Plakatklebern und Monteuren (stets auf 70 kg Körpergewicht umgerechnet) erreicht werden können.

2. Die Eiweiß- und Fettzufuhr: Die Nahrung der Indonesier war normalerweise fast ganz vegetabil und die Eiweiß- und Fettzufuhr, die durch van Veen und Postmus mit 51 bzw. 9 g im Durchschnitt ermittelt wurde, fast rein pflanzlicher Herkunft. In Amerika und Europa überstieg beides im Durchschnitt der meisten Bevölkerungen und besonders bei körperlich Arbeitenden die 100-g-Grenze und war großenteils tierischen Ursprungs. »Überall sieht man«, so schrieb de Langen, »dass bei wachsendem Wohlstand eine Verschiebung von der Stärkenahrung zur Eiweiß- und Fettkost und von pflanzlicher zu tierischer Nahrung stattfindet, und überall sieht man in der Tat, dass die genannten Krankheitsbilder mit dieser Verschiebung zusammengehen.«

3. Die Kochsalzzufuhr: In Amerika und Europa beträgt der Verbrauch in weiten Bevölkerungskreisen durchschnittlich 12–20 g pro Kopf und Tag bei einem tatsächlichen Bedarf von 0,5 g. Überdies salzen viele noch zusätzlich aus der Streudose. Demgegenüber, schrieb de Langen, verbrauchten die Indonesier weniger als 4 g am Tag. Oft salzten sie überhaupt nicht. »Wir brauchen viel Kochsalz mit unserer Kost, die so reich ist an Tierfett, Tiereiweiß und Weißbrot.« Und wiederum gehe die Häufigkeit des Kochsalzverbrauches mit jener der genannten Krankheiten parallel.

All dies ist zwar keineswegs neu und geht auch eindrucksvoll aus dem Werk *Geographie und Geschichte der Ernährung* von Prof. Dr. med. Karl Hintze (1934)[1] hervor. Aber auf die Ernährungswissenschaft hatten diese Kenntnisse nicht den geringsten Einfluss. De Langen: »Es ist merkwürdig und beschämend, dass, wie viel auch von solchen Tatsachen erhältlich wurden, das Interesse dafür in wissenschaftlichen Kreisen gering blieb ... Wir dürfen uns nicht bloß mit Tierversuchen begnügen, sondern müssen auch dem großen Experiment des menschlichen Zusammenlebens nachgehen. Daraus, aus der menschlichen Wirklichkeit, hat sie ihre Fragestellungen ans Labor und an den Tierversuch zu revidieren. Dann würde es nicht heißen ›Ursachen unbekannt‹.«

---

1 Neuausgabe Verlag Wissenschaftlich-technische Literatur, Dr. Martin Sändig OHG, D- 6229 Niederenhof-Wiesbaden 1973.

»Missernährung ist schuld an weitverbreiteter Verminderung menschlicher Fähigkeit und an einer enormen Menge von Ungesundheit und Krankheit. Wenn wir wollen, haben wir die Macht, in jedem Volk eine Bevölkerung zu schaffen, welche tüchtiger, kräftiger, fähiger, langlebiger, produktiver und mit mehr körperlicher und seelischer Ausdauer ausgestattet ist, als die Welt es je gesehen hat.«
Bericht der Konferenz der Vereinten Nationen über Ernährung und Landwirtschaft. Hot Springs, Virginia, USA, 18. Mai bis 3. Juni 1943

Der große Fastenmarsch

*Tatsachen und wissenschaftliche Ergebnisse des zweiten
Fastenmarsches in Schweden (August 1964)
Von Dr. med. Karl-Otto Aly, Stadtkreisarzt in
Södertälje / Stockholm*

Im Jahre 1954 versetzten elf schwedische Vegetarier die Welt, und vor allem die medizinische Wissenschaft, in größtes Erstaunen, indem sie einen Marsch unternahmen, der nach allen gültigen Auffassungen der Fachwelt als unmöglich gelten musste: ein ausschließlicher Fußmarsch in zehn Tagen über 500 Kilometer – von Göteborg nach Stockholm –, bei nichts als Wasser, ohne jede Nahrung! Jener historische Fastenmarsch wurde unter überaus harten Bedingungen durchgeführt, ungeachtet aller Erschwernisse und aller unheilverkündenden Prophezeiungen führender medizinischer Autoritäten. Die Fachwelt schrieb vor dem Beginn dieses ersten Fastenmarsches, dass voraussichtlich keiner der Elf das Ziel erreichen werde und dass die Teilnehmer des Versuchs bald schlapp, gereizt, unwirsch und gehässig werden würden, wie man es ja in allen Hungergebieten kennengelernt hatte. Die Prophezeiungen geschahen allerdings in völliger Unkenntnis der Tatsache, dass zwischen Hungern und Fasten körperlich und seelisch ein grundlegender Unterschied besteht. Es wurde weiterhin behauptet, die Fastenden würden bald erschöpft sein, sie würden aus Mangel an Kalorien und Eiweiß Hungerödeme und Vitaminmangelkrankheiten nebst schweren Herzleiden usw. bekommen. Es bestand bei den Autoritäten der Ernährungsphysiologie kein Zweifel darüber, dass das Unternehmen von Anfang an zum Misslingen verurteilt war.

Das Ergebnis fiel aber ganz anders aus: Alle elf Teilnehmer erreichten das Ziel in auffallend guter körperlicher und seelischer Frische. Nur zwei von ihnen mussten die Marschstrecke um ein paar Kilometer abkürzen, nicht weil sie nicht in guter Allgemeinverfassung gewesen wären, sondern nur wegen Knie- und Fußbeschwerden. Keiner musste das Fasten abkürzen. Keiner wies irgendwelche Schädigungen auf, welche in den anschließend durchgeführten genauesten klinischen und Laboratoriumsuntersuchungen hätten festgestellt werden können, abgesehen von den besagten Fußbeschwerden.

Führende Mediziner, Physiologen und Sportärzte waren rechtzeitig eingeladen worden, den Marsch zu überwachen und die physiologischen Vorgänge, die sich dabei ereignen würden, zu studieren, um damit das Wissen und das Interesse für das Fasten zu erweitern, das in Schweden als Heilmaßnahme so gut wie unbekannt war. Aber es bestand auf der Seite der Medizin kein Interesse, und die Aufnahme einer Anzeige in der Wochenschrift der schwedischen Ärzteschaft mit einem diesbezüglichen Aufruf wurde abgelehnt! Die Tagespresse zeigte natürlich ein sehr großes Interesse, denn das war ein ungewöhnlicher und sensationeller Stoff. Der günstige Ausgang des Experimentes, der von niemand erwartet worden war, fand entsprechende Beachtung. Aber das Ergebnis blieb eine Tagessensation, die bald wieder vergessen war. Das Fasten als ein hilfreicher Heilweg für Kranke blieb nach wie vor unbekannt, uninteressant und »allgemeingefährlich«. Und doch war eine wichtige Tatsache ins Unterbewusstsein des Volkes und der Wissenschaftler eingegangen: die Tatsache, dass der Mensch – unter gewissen Umständen – selbst bei härtesten körperlichen Belastungen mindestens zehn Tage lang ohne jede Nahrungszufuhr nicht nur vegetieren, sondern offenbar ohne Schädigung sehr wohl leben und dabei sogar lange Strecken gehen kann.

Kurz danach verirrte sich ein junges Mädchen in der Einöde Norrlands und kam nach mehreren Tagen Quellwasserdiät wohlbehalten in bewohnte Gegenden zurück. Sie erklärte, das Wissen von dem Fastenmarsch habe ihr Mut zu einem eigenen »Fastenmarsch« gemacht und ihr auch geholfen, die Strapazen leicht zu überstehen.

Das ermutigende Ergebnis des ersten Fastenmarsches veranlasste den Initiator und Leiter des Marsches von 1954 – Zahnarzt Dr. Lennart Edrén, Stockholm –, zum zehnten Jahrestag des Ereignisses einen neuen Fastenmarsch zu organisieren. Dieser fand im August 1964 statt.

Dieses Mal bestand die Teilnehmergruppe aus 19 Gängern und einem zwanzigsten, der fastend und filmend die übrigen auf dem Fahrrad begleitete. Verglichen mit 1954 bestanden ein paar wesentliche Unterschiede: 14 der Teilnehmer waren Vegetarier, von denen sechs schon am ersten Fastenmarsch vor zehn Jahren teilgenommen hatten, und fünf waren »Normalverbraucher«. Der neue Fastenmarsch wurde gründlich überwacht und untersucht durch eine medizinische Hochschul-Forschungsgruppe vom Karolinska-Institut und vom Gymnastischen Zentralinstitut (Physiologische Abteilung) in Stockholm (Leiter: Doz. Bengt Saltin). Das ermöglichte eingehendste Untersuchungen und Analysen hinsichtlich der körperlichen Leistungsfähigkeit, der Blutchemie, des Stoffwechsels usw. mithilfe der technischen Einrichtungen einer modernen Universitätsklinik. Ein Labor-Autobus begleitete die Gänger, und es wurden unterwegs laufend Blut- und Stoffwechseluntersuchungen durchgeführt. All das erleichterte den 500 Kilometer langen Gewaltmarsch mit leerem Magen nicht gerade. Ich war selbst der einzige Arzt, der aktiv am Marsch teilnahm aufgrund langjährigen Interesses für das Fasten und für gesunde Lebensführung im Sinne Bircher-Benners – 35 Jahre, davon 15 Jahre als Vegetarier – und meines tief wurzelnden Glaubens an die Bedeutung der Ordnungsgesetze des Lebens, denen ich dienen möchte. Ich hoffte, meine Teilnahme werde die Bedeutung des Fastenmarsches und des Heilfastens für die Medizin unterstreichen und den Wissenschaftlern, die im Allgemeinen mit den physiologischen und therapeutischen Umständen des Fastens völlig unvertraut sind, helfen, gewisse Ergebnisse zu deuten und auszuwerten. Es lag mir auch daran, eine Bresche für das Heilfasten schlagen zu helfen.

Statt nur aus Wasser wie im Jahre 1954 bestand unsere

»Diät« im Jahre 1964 aus 2,7 Litern Flüssigkeit, wovon 0,4 Liter Frucht- und Rohsäfte, einer Vitamin-Mineralien-Kapsel (Omnibionta Merck, jedoch nicht von allen genommen), etwas Kalk (ein Teelöffel Metz Aktivkalk) und Pollen (Blütenstaubtabletten) am Tag. Das Interesse für die Vitaminkonzentrate nahm aber nach wenigen Fastentagen rapide ab. Die Gesamtkalorienzufuhr betrug im Schnitt ca. 200 Kal./Tag. Es wurden keine festen Nahrungsstoffe eingenommen.

Ein erwachsener Mann braucht nach allgemeiner Schätzung mindestens 4000 Kal./Tag, um einen Fußmarsch von 50 Kilometer durchzuführen, im Ganzen also 40 000 Kal. Wir kamen stattdessen mit nur 200 Kal./Tag aus! Und das während zehn Tagen hintereinander! Die Wegstrecke war dieselbe wie im Jahre 1954: 500 Kilometer in zehn Tagen oder durchschnittlich 50 Kilometer am Tag. Am zweiten Tag gingen wir sogar – recht unbeschwert – 65 Kilometer! Dabei waren wir durchwegs keine wohltrainierten Sportler oder Langstreckengänger, sondern gewöhnliche (junge) Männer zwischen 18 und 53 Jahren aus verschiedenen Berufen, vorwiegend »Geistesarbeiter«. Es wäre nicht uninteressant zu erproben, wie viele gewöhnliche Sterbliche Westeuropas einen ähnlichen »Spaziergang« – von mir aus ruhig mit vollem Magen – nachmachen könnten.

Wir brachen am frühen Morgen des 4. August 1964 in Kalmar (Südwest-Schweden) auf und gingen von dort aus auf größeren und kleinere Straßen und Wegen nach Stockholm (eine Strecke wie von Stuttgart nach Hamburg, Red.) und kamen in Stockholm am 14. August wohlbehalten am Nachmittag an. Alle 19 Gänger erreichten das Ziel in bester körperlicher und seelischer Verfassung. 14 von den 19 sowie der Radfahrer haben den Marsch planmäßig durchgeführt und die 500 Kilometer fastend zurückgelegt. Keiner musste das Fasten vorzeitig abbrechen. Drei mussten jedoch kürzere Strecken fahrend zurücklegen, weil sie Blasen an den Füßen bekommen hatten; einer musste 300 Kilometer weit fahren wegen eines alten, im Fasten aufblühenden rheumatischen Leidens, das am Ziel dafür restlos ausgeheilt war, und einer 150 Kilometer weit wegen Mangels an Gelenkflüssigkeit in den Knien. Keiner hatte am Ziel irgendwelche erkennbaren Schmerzen oder Schädigungen abgesehen von Fussblasen und Fussbeschwerden, die aber bei sechs Vegetariern völlig fehlten. Das fröhliche und natürliche Auftreten, die offenkundige Elastizität der 19 mageren, aber glücklichen Fastengänger am Ziel und die genaue medizinische Untersuchung zeigten, dass wir alle am Ende des Marsches in einem Zustande positiver Gesundheit und besten Wohlbefindens waren. Keine Anzeichen der vorausgesagten Reizbarkeit und Gehässigkeit, keine Spur von Hungerödem, von Herzschwäche oder Erschöpfung konnten festgestellt werden. Alle Teilnehmer hatten den Marsch und das Fasten offenbar gut vertragen. Es bestand auch kein auffälliger Unterschied in der Verträglichkeit zwischen Vegetariern und Nichtvegetariern. Der durchschnittliche Gewichtsverlust betrug sieben Kilogramm in zehn Tagen (zirka neun Kilogramm beim Wasserfasten 1954)! Bei den Vegetariern betrug der Gewichtsverlust nur durchschnittlich 6,5 Kilogramm gegenüber den »Normalköstlern«, bei denen er 8,6 Kilogramm betrug. Der Unterschied dürfte hauptsächlich darauf zurückzuführen sein, dass die beiden schwersten Gänger – jeder 86 Kilogramm schwer – Nichtvegetarier waren und bei dem Marsch zehn beziehungsweise neun Kilogramm verloren. Die übliche Zivilisationskost enthält allgemein wesentlich mehr Kochsalz als eine auf Gesundheit ausgerichtete vegetarische Nahrung. Ein entsprechend grösserer Salzverlust aus den Salzdepots dürfte somit den grösseren Wasser- und Gewichtsverlust der Normalköstler im Wesentlichen verursacht haben. Vielleicht spielt bei dem geringeren Gewichtsverlust der Vegetarier aber auch die Tatsache mit, dass diese schon vor dem Fasten durch ihre tiereiweissarme Ernährung auf eine bessere Stoffwechselökonomie eingestellt waren, die ihnen beim Fasten behilflich wurde und weniger Substanzverlust bedingte.

Der Grundumsatz zeigte bei allen eine geringe Tendenz nach unten. Das war bei der Umschaltung auf Spareinstellung des

Stoffwechsels auch zu erwarten. Der Sauerstoffverbrauch ging somit von 0,31 Liter/Minute auf durchschnittlich 0,27 Liter/Minute zurück, das heißt, der Grundumsatz sank von etwa plus/minus null auf minus zehn Prozent. Dieselbe Tendenz wurde bezüglich der Ruhetemperatur (morgens im Schlafsack) und der Arbeitstemperaturen (abends kurz nach dem Marsch und nach der abschließenden Belastungstour auf dem Testfahrrad) (sic!) festgestellt. Die Temperaturen sanken von 36,5 auf 36 beziehungsweise 37,8 auf 37,3 °C. Das ist der sichtbare Ausdruck dafür, dass der Organismus sich auf einen ökonomischen, energiesparenden Stoffwechsel umgestellt hatte. Wir empfanden diese Spareinstellung zumindest abends öfters als ein recht unangenehmes Frösteln. Auch das Schlafbedürfnis war auffallend geringer!

Besonders interessant verlief die durchschnittliche Pulsfrequenz. Die durchschnittliche Frequenz des Herzschlages bei submaximaler Belastung (1100 Kilopondmeter) war am Anfang (4. August) 149 Schläge in der Minute. Fünf Tage danach war sie auf 154 S/M gestiegen und am Ziel (14. August) wieder auf 146 S/M gesunken. Sie war also am Ende besser als am Anfang – und nach drei Wochen noch besser (nur 138 S/M). Dies alles ohne zusätzliches Training! Das bedeutet zu Deutsch, dass unser körperliches Leistungsvermögen, namentlich die Herz- und Kreislaufleistung, verbessert war, statt sich zu verschlechtern, wie uns vorausgesagt worden war! Derselbe Befund trat auch im Elektrokardiogramm (EKG) und in den Blutdruckkurven deutlich zutage. Die EKG zeigten keinerlei pathologische Abweichungen, nicht einmal elektrolytische. Und der Blutdruck zeigte bei allen eine Senkung von zirka 15–20 mm/Hg sowohl systolisch als auch diastolisch. Das alles entspricht der oft vermerkten Tatsache, dass der kranke Bluthochdruck (Hypertonie) und die meisten Herz- und Kreislaufkrankheiten durch das (Heil-)Fasten positiv beeinflusst werden. Das sollte sich unsere Medizin wirklich einmal hinter die Ohren schreiben, nachdem die Statistiken der gesamten westlichen Welt bis zu 60 Prozent aller Todesfälle den Herz-

und Kreislauf-Erkrankungen zuschreiben (trotz aller Pillen und Spritzen!). Es scheint höchste Zeit, dass das Fasten und die naturgemäße Lebensweise und Heilbehandlung (bei ihren statistischen Erfolgen) endlich einmal eingeführt werden!

Unser maximales (Muskel-)Leistungsvermögen verringerte sich etwas (zehn Prozent bei den Vegetariern und 15 Prozent bei den Nichtvegetariern). Es erholte sich aber nach wenigen Tagen und war nach drei Wochen sogar besser als am Anfang des Marsches. In vergleichbaren Untersuchungen über Hungerzustände beim Menschen (Taylor und andere) wird immer wieder ein beträchtlicher Abfall des körperlichen Leistungsvermögens registriert – durchschnittlich 50 Prozent schon nach wenigen Tagen –, verbunden mit einem raschen Anstieg der Pulsfrequenz! Das beweist wieder einmal, dass ein grundlegender Unterschied zwischen Fasten und Hungern besteht. Er betrifft nicht nur die seelischen Reaktionen, sondern auch das körperliche Leistungsvermögen, den Gewichtsverlust, die Blutchemie und so weiter. In diesem Zusammenhang möchte ich besonders auf diesen fundamentalen Unterschied hinweisen, weil die Gegner des Fastens immer wieder durch Hinweise auf die schweren Schädigungen durch die Hungerzustände das Fasten zu verdächtigen versuchen. Die Ärzte der Schulmedizin sollten endlich einmal verstehen lernen, dass die Ärzte der biologischen Medizin viele Krankheiten durch Heilfasten und nicht durch Hungerkuren zu heilen suchen.

Überaus interessant sind auch die Untersuchungsergebnisse der Blutzucker-, Serumlipid (Blutfette)-, Cholesterin- und Milchsäurebefunde. Am überraschendsten ist der anfängliche Rückgang des Blutzuckerspiegels von zirka 85 mg/100 ml auf zirka 70 mg/100 ml (alle Werte hielten sich in physiologischen Grenzen!), dem vom siebenten Tage an ein Anstieg der Blutzuckerwerte auf zirka 90 mg/100 ml folgte. Die Endwerte liegen nach zehntägigem Säftefasten also höher als zu Beginn des Fastens, und das trotz größter körperlicher Anstrengung und bei einer täglichen Kalorienmenge (aus Kohlehydraten) von nur 200 Kal. statt der als unerlässlich geforderten 4000 Kal.

Die Natur hat sich wieder einmal als weiser erwiesen, als wir ahnen konnten. Der vorausgesagte hypoglykämische Schock (Zusammenbruch infolge Absinkens des Blutzuckerspiegels) blieb aus; stattdessen konnte der Organismus gegen das Versuchsende hin mehr Blutzucker mobilisieren als zu Beginn des Fastens. Wo nimmt der Körper diesen Zucker her? Dafür gibt es richtungweisende Untersuchungen. Parallel zum anfänglichen Blutzuckerabfall findet man ein Ansteigen der Blutfette von 0,8 auf 1,3 mg/100 ml und ein deutliches Wiederabfallen dieser Blutfettwerte auf den Ursprungswert vom siebenten Fastentag an, also gleichzeitig, aber entgegengesetzt verlaufend zum endgültigen Blutzuckeranstieg. Eine mögliche Erklärung für dieses unerwartete Verhalten der Blutzucker- und Fettwerte liegt darin, dass der Organismus anfänglich, nach der plötzlich unterbrochenen Kohlehydratzufuhr, mehr Fett zur Verbrennung mobilisiert, sich dann aber, nach zirka sieben Tagen, auf die neue Fastensituation einstellt und jetzt, offenbar aus Eiweißstoffen, genug Kohlehydrate selbst gewinnt, um einen ausreichenden Blutzuckerspiegel für den Energieumsatz zu sichern. Die Fettverbrennung geht in dieser neuen Lage entsprechend zurück, und damit sinkt auch der Blutfettspiegel.

Woher nimmt nun der Organismus die Eiweißstoffe für die Energiegewinnung? Genaueste Untersuchungen, einschließlich des Verhaltens der Körpergewichts, des Wasserumsatzes (mit radioaktiven Isotopen), des Fettumsatzes, des Stickstoffgleichgewichts und des Grundumsatzes, zeigen, dass der durchschnittliche Gewichtsverlust bei fünf Fastern sich wie folgt zusammensetzte: 5 kg Fett, 3 kg Wasser, zirka 1 kg Eiweiß. Ein Kilo Eiweiß ist recht viel, und da, wie aus früheren Fasten- und Hungeruntersuchungen bekannt ist, bei Fastern und Ausgehungerten die inneren Organe, Herz, Leber, Nerven und Muskulatur selbst nach langer Nahrungsenthaltung nur in unerheblichem Ausmaße verbraucht sind, da ferner jede wissenschaftliche Grundlage für die Annahme fehlt, der Körper könne Überschusseiweiß zum Gebrauch in späteren Mangellagen als Vorrat anlegen (JAMA 187, 699, 1962), so müssen wir annehmen, dass diese beim Fasten offenbar verbrauchte Eiweiß-»Reserve« aus den im Bindegewebe (Mesenchym) aufgespeicherten, mehr oder weniger toxischen Stoffwechselprodukten (Schlacken) des intermediären Stoffwechsels besteht. Diese Stoffwechselschlacken – Xantinderivate – kann der Körper nur in begrenzter Menge pro Zeiteinheit aussondern, sodass sie in »normalen« Zeiten der Eiweißüberfütterung ständig produziert und – da laufend leichter verwertbare Nahrung zugeführt wird – ungenutzt in die Ausweichstation Bindegewebe abgelagert werden, wo sie als direkt schädliche Fremdstoffe die vitalen Funktionen dieses regulatorisch wichtigen Gewebes beeinträchtigen. Die Häufung dieser toxischen Stoffwechselschlacken im Mesenchym kann offenbar nur durch eine sehr knappe und relativ eiweißarme Vollwertkost verhindert und durch Fasten entfernt werden. Diese Metaboliten werden von einigen Physiologen (R. B. Fisher, Oxford, Korenchevsky, London, und Brull, Liege) als Grundursache der meisten unserer sogenannten Zivilisationskrankheiten und des vorzeitigen Alterns angesehen. Wenn wir weiter mit gutem Grund annehmen, dass einiges von dem beim Fasten verbrauchten Eiweiß aus dem Bindegewebe des Herzens und der Blutgefäße stammt, haben wir auch die Erklärung dafür, dass die Funktion dieser Organe sich verbessert und dass der Blutdruck sinkt. Auch die Tatsache, dass nach zehn Tagen Fasten der Milchsäurespiegel des Blutes noch normal war (von 12 auf 8,1 Millimo 1/100 ml Blut gesunken), beweist, dass sogar noch Glykogenreserven in der Muskulatur vorhanden waren.

Die Ergebnisse der Blutuntersuchungen vor und nach dem Marsch waren durchwegs normal. So zum Beispiel das Hämoglobin und die Zahl der weißen und roten Blutkörperchen. Die Zahl der Ersteren (Leukozyten) war bei einigen der besten Gänger auffallend niedrig (1200), was in Hinsicht auf ihre völlige Gesundheit und ihr Wohlbefinden nicht als pathologisch, sondern eher als erfreuliches Unnötigsein eines Aufmarsches der Abwehrkräfte gewertet werden muss. Geringe Erhöhungen der Leukozyten (bis 9000) und der Senkungsreaktion (25 mm/h) dürften mit Sehnenscheiden- und Venenentzündungen in alten Krampfadern zusammengehangen haben. Der eine Faster, der die akute rheumatische Entzündung bekam, hatte am ersten Tag 12 mm, am fünften Tag 42 mm/h (und 39 °C Fieber) und war am elften Tag, subjektiv und objektiv völlig ausgeheilt durch die Fastenkur: nur noch 16 mm Senkung (und Fieberfreiheit und Leichtigkeit beim Marschieren mit den noch vor drei Tagen geschwollenen Knien und Füßen).

Die Leberproben GOT (Glutaminoxalessigsäure-Transaminasen) und GPT (Glutaminbenztraubensäure-Transaminasen), die hochempfindlich sind, waren bei allen völlig normal, das heißt also, dass die Leber, trotz stärkster Belastung bei der einseitigen »autokannibalischen Fleischkost«, keinerlei Schaden erlitten hatte.

Die Elektrolyten verhielten sich durchwegs normal, abgesehen von etwas niedrigen Serumchloridwerten, was auf Salzmangel hindeuten könnte, obwohl sonst keinerlei Anzeichen von Salzmangel vorhanden waren. Auch die sogenannte Alkalireserve verhielt sich normal und verleugnete die befürchtete Hungerazidose! Die Serum-Harnstoffwerte waren leicht erhöht, was mit der eben erwähnten autokannibalischen Fleischdiät zusammenhängen dürfte. Der Rest-Stickstoffgehalt im Blut war normal, ebenso die Kreatininwerte, auch im Urinsediment keine pathologischen Veränderungen, somit keine Anzeichen von Nierenschädigung (wie 1954, doch damals reversibel). Sehr interessant sind auch die Eiweiß- und Cholesterinbefunde im Serum. Das Serumeiweiß war bei allen Fastern in normalen Grenzen, sowohl vor als nach dem Fasten, und noch dazu auffallend hoch bei den Vegetariern, die doch immer als eiweißmangelgefährdet hingestellt werden! Dies trotz völlig abgebrochener Eiweißzufuhr! Das erinnert uns wieder einmal an die bedauerliche Tatsache, dass die Menschen des Westens nicht an Eiweißmangel, sondern an Eiweißüberfütterung leiden, und dies auch noch in einer Welt des Hungerns und des Eiweißmangels bei der Mehrheit der Erdbevölkerung.

Das Serumcholesterin, das bei den überernährten Weißen (jedoch nicht bei den Vegetariern) normalerweise zu hoch und zudem eng mit den bei uns so häufigen Herz- und Kreislauf-Krankheiten korreliert ist, zeigte ein stetes Absinken bei allen Versuchsteilnehmern. Die vierzehn Vegetarier hatten jedoch schon vorher durchwegs auffallend niedrige Werte, 150 mg/100 ml auf 110 mg/ml, die Nichtvegetarier 250 auf 180! Einer der Letzteren hatte 335 vorher und 210 nachher, möglicherweise war er schon ein Herztodkandidat gewesen. Auch die Serumcholesterin-Verlaufskurven zeigen eindrucksvoll den guten Effekt des Fastens auf die bei uns so häufigen Herz- und Kreislauf-Krankheiten.

Abschließend möchte ich zusammenfassen: Warum haben wir diesen anstrengenden und in den Augen vieler als unsinnig erscheinenden Strapazenmarsch durchgeführt? Deshalb, weil wir an die Heilkräfte der Natur in uns glauben, die weithin unbekannt und unbeachtet sind. Wir wollten diese Heilkräfte und Kraftreserven im Menschen der Welt einmal klar vor Augen führen, wie sie sich beim Fasten so eindrucksvoll manifestieren, wenn der Mensch sich aufgrund seiner geistigen Fähigkeiten einmal aus freien Stücken eine Zeit lang jeglicher Nahrungszufuhr enthält. Wir wollten weiterhin zeigen und beweisen, dass das Fasten keinerlei Risiken für gesunde Erwachsene mit sich bringt, nicht einmal bei größter körperlicher Belastung, um eines der schwersten Vorurteile unserer Zeit zu beseitigen. Weiterhin wollten wir die Möglichkeit nutzen, durch die große Publizität, die der Fastenmarsch auf sich lenkte, die Öffentlichkeit nachdrücklich auf die prophylaktischen und therapeutischen Möglichkeiten des Heilfastens hinzulenken, das ja hierzulande noch fast ganz unbekannt ist. Wenn die Leute und wenn die Ärzte erst einmal wissen, dass Fasten relativ ungefährlich ist, dürften sie gewiss auch eher bereit sein, diese Heilmethode bei manchen Krankheiten einzusetzen, natürlich unter Bedingungen, die dem Fastenden sehr viel freundlicher sind als ein so anstrengender Marsch. Wir haben auch bewiesen, dass das Fasten keine exklusive Sache etwa nur für Vegetarier ist, sondern auch von Nichtvegetariern vorzüglich vertragen wird und sich sogar außerordentlich gut zur Einleitung einer Diätumstellung eignet.

Wir wollten speziell die medizinische Forschung für das Fasten interessieren, und wir glauben, dass uns dies gut gelungen ist. Kurz danach wurden die ersten klinischen Fastenversuche an Übergewichtigen in der Stockholmer Universitätsklinik unternommen. Genaue Daten, Einzelheiten und Auswertungen der Untersuchungsergebnisse werden demnächst in schwedischen Fachzeitschriften und im amerikanischen Journal *Metabolism* veröffentlicht. Das *British Medical Journal* kam am 19. Dezember 1964 mit einem erfreulichen Kommentar über den zweiten Fastenmarsch heraus. Man rügte die modernen Forscher, die ein ganzes Leben damit verbringen können, irgendeine Seitenkette eines Eiweißmoleküls zu erforschen, ohne sich für die praktischen Konsequenzen der Ernährungsforschung für die Volksernährung und die Volksgesundheit zu interessieren. Die Forscher, so stand da, verschanzten sich hinter der charmanten Formel »eine gute gemischte Kost«, aber wer bekomme schon eine »gute gemischte Kost«? Man könne offenbar mit sehr wenig auskommen. Man empfahl, die bevorstehenden Weihnachtsmahlzeiten lieber zu überspringen.

Mit der Durchführung des mittels unzähliger Untersuchungen verifizierten zweiten Fastenmarsches von 1964 haben wir zwingend bewiesen, dass das Fasten im Allgemeinen nicht nur nicht gefährlich ist, sondern sogar von gesundheitlichem Nutzen für sogenannte gesunde Menschen sein kann. Wir haben auch darauf hingewiesen, dass schon eine erhebliche wissenschaftliche Arbeit über das Heilfasten geleistet worden ist und dass bereits ein gesichertes Wissen darüber existiert, dass Heilfasten eine hochwertvolle Behandlungsmethode ist bei vielen, vielleicht bei den meisten modernen Krankheiten. Wir haben damit unseren Beitrag geleistet und hoffen, dass die Ärzte und die Kranken in aller Welt die Folgerungen daraus ziehen werden und das Werk weiterführen.

Nachwort der Redaktion: So unnatürlich, wie es dem pausenlos ernährten Menschen dieser Zeit erscheint, ist ein solcher Fastenmarsch durchaus nicht. In der Million Jahre menschlicher Frühzeit hätten wir gar nicht überleben können ohne die in uns angelegte Fähigkeit, nahrungslos suchend weite Strecken zu wandern, bis wir endlich wieder etwas Genießbares fanden. Dafür muss der Menschen eingerichtet und befähigt worden sein. – Zum Unterschied zwischen Hungern und Fasten: Das Hungerödem entsteht weniger bei »keine Nahrung« als bei »zu wenig und falsche Nahrung« (salzige, verkochte KZ-Suppe!).

Fasten-Hilfe

Man sagt heute nicht mehr »Fasten«, das klingt fast etwas zu »religiös« oder »unwissenschaftlich«, sondern »Nulldiät«. Das entspricht auch dem Zug der Tendenz – excuse me: dem »wissenschaftlichen« Trend –, alles Menschliche zu mathematisieren. Aber Nulldiät ist in Wirklichkeit zu eng und schließt begrifflich das Säftefasten aus, also jene Formen des Fastens, welche Heilqualitäten zuführt, die in der Regel fehlen und dringend nötig sind (Enzyme, Mineralstoffe, Vitamine, Ausgleichsmineralien), aber die Kalorien nicht ganz auf null sinken lassen. Das ist immerhin zu bemerken, weil Fasten immer mehr auch für Kinder aller Altersstufen nötig wird, nachdem die Überernährung zunehmend zu Fettleibigkeit statt nur zu Akzeleration und Längenwachstum führt. So schreibt Prof. Hans Ditschuneit (Ulm): »Adipositas stellt immer mehr eine gesundheitspolitische Herausforderung dar. Im Gegensatz zu früher sind heute oft auch schon Kinder betroffen.« In einem Großversuch mit Menschen teils mit, teils ohne klinische Aufsicht stellte er (Vortrag 82. Tagung d. D. Ges. f. Inn. Med., *Selecta*,

8. November 1976, S. 4294/5) fest, dass nicht nur die Fettmasse zuerst rasch, dann langsamer zurückgeht, sondern auch (nach Wendt vor allem erwünscht) »die fettfreie Körpermasse«, das heißt der Eiweißmüll, messbar an der Ausscheidung von Gesamtstickstoff, und dass daraus »keine Gefahr für die Gesundheit« entsteht (nach Wendt sogar der Hauptgewinn). Die Kreislaufregulation bleibt ausgeglichen. Der Blutdruck sinkt leicht ab. Wichtig sei nur, dass genug Flüssigkeit aufgenommen wird, weil sonst ein starker Anstieg von Harnsäure, Kreatinin, ein Harnstoß (Eiweiß-Abbau!) und Azidose auftritt. Die Flüssigkeitsaufnahme soll drei, die Urinausscheidung zwei Liter nicht unterschreiten. Die Frage des allmählichen Diätaufbaus bei Fastenbeendigung wird im Referat nicht berührt. (Siehe unter anderem B-B-Handbuch 5 *Rohsäfte- und Rohkostkuren*.)

»Sowohl der Wissenschaftler als auch die Wissenschaft an sich sind menschlich. Die Wissenschaft verdient nicht den weitverbreiteten Ruf absoluter Tatsachen-Begründetheit, nicht den Ruf voller Objektivität, unbegrenzter Präzision und auch nicht den Ruf, unabänderlich, dauerhaft, erkenntnismäßig unausweichlich und unangreifbar zu sein. Sie hat nicht mit Gewissheiten, sondern mit Wahrscheinlichkeiten zu tun. Ihrem Wesen nach ist sie ein sehr menschliches Unternehmen, gefärbt von allgemeinen Vorstellungen und etwas Veränderliches, wie alle menschlichen Betätigungen. Selbst die druckvollsten Methoden, die sie entwickelt hat, sind nur Verbesserungen von Beobachtungs- und Zerlegungsverfahren, welche die Menschheit schon immer verwendet hat.«
Prof. Dr. Warren Weaver, Rockefeller Foundation, *in der Präsidialrede zur Vereinigung zwecks Förderung der Wissenschaften 1956*

»Wandelnde Leguminosen«

Eiweiß-Synthese im Darm

Erstaunliches haben wir, Unglaubliches für die offizielle Ernährungslehre erfahren: Die lange Zeit herabgesetzte und verpönte Kartoffel wurde zur Lieferantin des biologisch höchstwertigen Eiweißes erklärt, zu einem Nahrungsmittel, das fast oder ganz für sich allein imstande ist, volle Gesundheit und Leistungsfähigkeit, soweit es auf die Eiweißversorgung ankommt, dauernd zu gewährleisten. Was nun folgt, ist noch erstaunlicher.

Es handelt sich um Forschungsergebnisse, die so umstürzend sind, dass die Fachwelt, so sollte man meinen, nicht anders können wird, als ihnen größte Beachtung, Diskussion, weitere Nachprüfung und entsprechende praktische Folgerungen zuzuwenden. Ja es könnte und müsste sogar eine Welt-Pressesensation daraus werden. Indessen laufen sie allem bisher Gewussten und Geglaubten und dem Gesamtsog von Fachmeinung und Zeitgeist derart zuwider, dass wir besser damit rechnen, dass sie in den Hades des Geheimarchivs verschwinden, wo schon so viele wichtige, aber unkonforme Ergebnisse ernster Forschung auf ihre Wiederentdeckung warten. Oder wird dieses Mal die Heilige Jungfrau von Guadelupe ein Wunder tun?

Es handelt sich um den Forschungsbericht *The Human Intestine as a Potential Contributer of Utilizable Protein to the Human Diet* von K. Kruijswijk vom Institut für Tropenhygiene in Amsterdam, erstattet im Auftrage von Prof. Dr. H. A. P. C. Oomen, Amsterdam, E. H. Hipsley und M. Gorden, Australisches Institut für Anatomie in Canberra, und E. H. Strenger, Biochemisches Laboratorium des Unser-Frauen-Hospitals in Amsterdam, in der Fachschrift *Voeding* (30/5, 1969, S. 225–230).

Prof. Oomen, der die Forschung leitete, ist uns kein Unbekannter. Im Juli 1967 haben wir bereits aus *Voeding* (Januar

1967) seine Entdeckung im Binnenhochland von Neuguinea besprochen, dass dort Papuavölkerschaften kräftig und gesund leben bei einer Gesamtzufuhr an Kochsalz von nur 0,1 statt 10 g NaCl (Natriumchlorid, Red.) pro Kopf und Tag, also bei einem Hundertstel dessen, was unsere Lehrbücher als notwendig erachten. Die Nieren haben bei diesen Menschen eine derart großartige Wiedergewinnungsfunktion abgehenden Kochsalzes erlernt, dass diese unglaublich geringe Zufuhr vollauf genügt.

Oomen (Amsterdam) und Hipsley (Canberra) haben zusammen die Völkerschaften der noch wenig erforschten Rieseninsel Neuguinea und ihre eigenartigen Ernährungsverhältnisse studiert. Sie sind dann darauf ausgegangen, unter ihnen jene auszuwählen, die die beste Gesundheit und den muskulösesten Körperbau aufweisen. So stießen sie auf eine Völkerschaft am Mt. Hagen, welche in einer Höhe von 1200 bis 2200 Metern über Meer und äußerst einseitig vegetabil lebt, wobei Süßkartoffeln (Bataten verschiedener Arten, Ipomoea batata, Knollen bis zwei Kilo schwer) je nach Jahreszeit 75 bis 95 Prozent der Gesamtnahrungsmenge ausmachen – Erwachsene rund 1,5 Kilo – und der Rest aus anderer eiweißarmer Pflanzennahrung besteht, bis auf seltene festliche Ausnahmegelegenheiten, auf die wir noch zurückkommen werden. Dazu kommt, wie gesagt, dass diese Menschen im Tag statt zehn nur ein Zehntel Gramm Kochsalz zu sich nehmen.

Nun legte die prächtige Gesundheit und Körperbeschaffenheit dieser Bevölkerung zwingend nahe, dass sie doch irgendeine andere Eiweißquelle besitzen müsse. Vielleicht hatte sie eine noch unbekannte, besonders eiweißreiche Batatenart (Bataten enthalten nicht mehr als 1,1 Prozent Eiweiß). Aber das war nicht der Fall. Vielleicht verfügten sie über eine besonders eiweißreiche Blattgemüseart. Auch diese Annahme bestätigte sich nicht. Batateneiweiß ist überdies, und erwies sich auch in diesem Falle, biologisch minderwertig, weil einige schwefelhaltige Aminosäuren und das Lysin mangelhaft vertreten sind (Kartoffeln enthalten zwei Prozent Eiweiß, und dieses ist von biologisch optimaler Qualität). All das musste eine stark negative N-Zufuhrbilanz ergeben. Eine solche bestand tatsächlich, wie die Analysen ergaben, als Oomen und Hipsley während 76 Tagen die gesamte Nahrungszufuhr und die gesamten Ausscheidungen von 28 Individuen beiderlei Geschlechts, die möglichst repräsentativ für die ganze Bevölkerung ausgewählt worden waren, auf Menge und Zusammensetzung untersuchten. Es bestand eine krasse Eiweißunterversorgung, genau gesagt nur 15–20 g/Tag, und dennoch war keine Spur zu finden von all den vielen Mangelerscheinungen, die an ungenügend mit Eiweiß versorgten Entwicklungsvölkern, Hungernden und Konzentrationslagerinsassen beschrieben worden sind, weder Blutarmut noch Ödeme noch Infektanfälligkeit noch Kwashiorkor usw., sondern es bestand strotzende Gesundheit und Kräftigkeit.

Man denke einen Augenblick nach. In der Bundesrepublik verkündete der Hauptsprecher der Ernährungswissenschaft, in unserem Zeitalter sollte der Mensch eine der Höhlenjägerzeit entsprechende Ernährung, eine vorwiegend tierische Eiweißmenge erhalten, von 200 Gramm pro Tag und mehr. In Sowjetrussland verlangte ein führender Ernährungsphysiologe ein Minimum von 143 Gramm pro Tag, wovon die Hälfte tierisches Eiweiß sein müsse. Die meisten ernährungsphysiologischen Schulen folgten dem *Food and Nutrition Board* des Nationalen Forschungsrates in Washington, welcher ein Minimum von 60 bis 70 Gramm pro Tag empfahl, wovon mindestens ein Drittel tierischen Ursprungs sein sollte. Am Busen der Welternährungsorganisation FAO, wo man es nicht mit der Wohlstandsgesellschaft, sondern mit den Unterentwickelten zu tun hat, wurden Stimmen laut – freilich ohne Weltbeachtung zu finden –, nach denen eine vollwertige Ernährung auf der Basis von 35 Gramm pro Tag rein pflanzlichen Eiweißes möglich sei, wenn durch gutes Kombinieren für den biologischen Höchstwert dieser bescheidenen Menge gesorgt wird. Kürzlich haben Kofranyi und Jekat sowie Schuphan für Nierenkranke die Möglichkeit vollwertiger Eiweiß-Dauerversorgung erarbeitet bei einer Menge von nur 25 Gramm pro Tag, bestehend im Wesentlichen aus Kartoffeleiweiß, ergänzt durch Eieiweiß. Und dann – Tableau! – sind Oomen und Hipsley auf eine Völkerschaft gestoßen, die bei einer Tageszufuhr von nur 15 bis 20 Gramm Eiweiß muskel- und gesundheitsstrotzend lebt, und dies seit Jahrhunderten. Da der Eiweiß-Ersatzbedarf beim Erwachsenen auf jeden Fall rund 20 Gramm pro Tag beträgt und dazu noch ein Bedarf für die Enzym- und Hormonproduktion im Körper kommt, der mit fünf bis 15 Gramm im Tag bewertet wird (nach der Auskunft, die ich bei der *Encyclopaedia Britannica* einholte, bestehen hierüber allerdings keine gesicherten Unterlagen), so ist klar, dass wir vor einem absoluten Defizit stehen, das von Oomen und Hipsley auf zwölf Gramm pro Tag angesetzt wird. Die tatsächliche Unterversorgung im Falle der Mt.-Hagen-Bevölkerung betrage mindestens 24 bis 44 Prozent bei den Erwachsenen und mindestens 50 Prozent bei den Heranwachsenden. Die große Frage ist nun: Wie wird dieses Defizit gedeckt? Denn Deckung ist nötig. Und sie erfolgt offenbar. Die Forscher haben diese Frage nach allen Kanten geprüft und sind zu der (schier unfassbaren) Folgerung gelangt, dass wir es bei diesen Menschen mit einer Art »wandelnder Leguminosen« zu tun haben: Sie vermögen Stickstoff aus der Luft mithilfe der Darmflora zu binden und für den Aufbau von Körpereiweiß zu verwerten. Alle anderen Möglichkeiten konnten ausgeschlossen werden.

Normalerweise schluckt jeder Mensch täglich ein bis zwei Liter Stickstoffgas mit der Luft, das aber unverwertet wieder abgeht. Die Hochlandbevölkerung von Neuguinea aber hat indessen eine Darmflora, die reich ist an einem Bakterium, welches Stickstoff binden und verwerten kann, ähnlich wie das in den Knöllchen von Leguminosen geschieht. Es ist das Clostridium perfringens C. Überdies enthält ihr Blut Antikörper, die anzeigen, dass das erwähnte Clostridium bei Abwehrvorgängen ein Rolle spielt. Stickstoffbindung durch Darmbakterien erfordert allerdings ein anaerobes (sauerstofffreies)

Darmmilieu. Wie ein solches in diesem Falle erreicht wird, wo doch mit der Schluckluft auch ziemlich viel Sauerstoff unvermeidlich in den Darm gelangt, ist den Autoren herauszufinden nicht gelungen. Sie erwähnen nur, dass die Nahrung der Mt.-Hagen-Bevölkerung reich an Vitamin C ist und dass C-Reichtum das Erfordernis »anaerobes Milieu« mildert. Aus unserer Kenntnis lässt sich hinzufügen, dass Enzymreichtum der vermutlich schonend erhitzten und ergänzenden Frischkost durch starke Sauerstoffbindefähigkeit der Enzyme für ein weitgehend anaerobes Darmmilieu sorgen könnte. Das wäre zu prüfen; aber nur unter dieser Bedingung ist ja das reiche Gedeihen der Clostridium-Bakterien denkbar, welche den Stickstoff binden und verwerten, sodass der »Eiweiß-Gap« gedeckt wird (nach Oomen 12 g/Tag).

Kruijswijk gibt zu, dass noch weitere Untersuchungen notwendig sind, um diese Entdeckung in allen Einzelheiten abzuklären und zu sichern, und bemerkt: »Wir wissen im Allgemeinen sehr wenig über die genaue Rolle der Darmflora beim gesunden Menschen.« Das Gewicht dieser Feststellung scheint mir vor allem auf dem Wort »gesund« zu liegen, denn ein führender Ernährungsphysiologe bemerkte wohl nicht leichthin, dass es heute bei uns fast unmöglich sei, eine gesunde Darmbakterienflora zu finden.

Bemerkenswert ist noch an dem Bericht, dass dieses selbe Clostridium, das durch Stickstoffbindung die Eiweißlücke nicht nur mengenmäßig füllt, sondern offenbar auch die Qualitätsmängel ausgleichen hilft und somit eine strotzende Gesundheit ermöglicht, unter bestimmten Umständen bei denselben Menschen auch eine schwere Krankheit hervorrufen kann. Das sei bei jenen sehr seltenen Ritualfesten der Fall, bei denen die gewohnte Kost durch ein üppiges Mahl mit Schweinefleisch unterbrochen wird. Dann scheine das Clostridium perfringens C auf einmal bösartig zu werden und ruft die gefährliche »Pig-bel«-Krankheit hervor, eine Gewebszerstörung im Leerdarm-Abschnitt des Dünndarms (necrotizing jenunitis).

Die Entdeckung der Forscher Oomen und Hipsley und ihre Ausarbeitung eröffnen eine merkwürdige und hochinteressante Lebensmöglichkeit des Menschen, die bisher unbekannt war, aber offenbar seit vielen Jahrhunderten funktioniert. Die Frage ist nun, ob und wie, vielleicht von der Entwöhnung an, die Darmfunktion in diesem Sinne eingeübt und eine reiche Population dieses Clostridiums im Darm unterhalten werden kann. Man denke, was für Möglichkeiten sich damit für Nierenkranke und vor allem für die Bewältigung der anwachsenden Welthungerkrise eröffnen!

»Eine gute Speise, fast wie Fleisch«

*Aufbau besten Eiweißes aus Luftstickstoff im
menschlichen Darm gesichert*

Die bisher umwälzendste Annahme im Bereich der Eiweißlehre – hier unter dem Titel »Wandelnde Leguminosen« (1969, 441 ff.) gemeldet – hat sich inzwischen als Tatsache bestätigt: 1) Nahrungseiweiß kann aus freiem Stickstoff im Darm des Menschen durch Bakterien derart ergänzt werden, dass (bei kalorisch ausreichender Kost, die viel zu wenig Eiweiß und dazu noch sehr minderwertiges zuführt) nicht nur jene schweren Eiweißmangelfolgen ausbleiben, die nach den FAO- und WHO-Weltexperten[1] im Falle der Minimumunterschreitung (unter 30–35 g »bei allen außer sehr wenigen Individuen«) eintreten müssten, sondern dass sogar eine blühende Gesundheit und hohe Leistungsfähigkeit gesichert wird als Norm bei einer Millionenbevölkerung, 2) nicht nur in geschützter, komfortabler, sondern in rauher Umwelt, 3) nicht nur bei abwechslungsreicher gemischter, sondern bei sehr einseitiger, monotoner, rein pflanzlicher Kost, 4) nicht nur bei geringer, sondern bei sehr anstrengender körperlicher und sportlicher Betätigung und 5) nicht nur bei Erwachsenen, sondern – was am erstaunlichsten ist – auch bei heranwachsenden Kindern und Jugendlichen und sogar bei schwangeren und stillenden Frauen mit ihrem erhöhten Eiweißbedarf[2].

Die Entdeckung geht ursprünglich auf die Ernährungsforschungsexpedition von Hipsley und Clements (Canberra) im Jahre 1947[3] zurück, die, besonders in den letzten Jahren, weitere Forschungen veranlasst hat, die alle einem sehr ungewöhnlichen Ernährungs-»Ökosystem« und »dynamischen Gleichgewicht« der Bevölkerung im Innern von Neuguinea galten, einer Bevölkerung, die bis vor Kurzem, von einigen Küstenorten abgesehen, wenig bekannt und von Zivilisationseinflüssen praktisch verschont seit unergründeten Zeiten in ihrer besonderen und, wie sich nun zeigte, für die Ernährungsforschung völlig paradoxen Weise lebt. Da die technisch-merkantile Zivilisation derzeit auch dort einzudringen begonnen hat, war allerdings für die Forscher höchste Eile geboten, wenn sie das Phänomen in seiner Reinheit noch erfassen können sollten.

Neuguinea ist eine Insel zwischen Australien und dem Äquator, eine große Insel, fast ein Kontinent. In unserer Schulatlasperspektive erscheint Neuguinea etwa in der Größenordnung von Sardinien oder höchstens Madagaskar; aber diese »Insel« reicht in Wirklichkeit in der Breite so weit wie von Antwerpen nach Venedig und in der Länge so weit wie von Bordeaux nach Istanbul.

Auf diesem kleinen Kontinent gibt es drei Hauptklimazonen: 1) das sumpfige Küstentiefland, 2) das grasige Hügelland im Innern und 3) das relativ kleine Regenwald-Hochland im Gebirge, das uns hier besonders interessiert. Allein in diesem Hochland lebt, obwohl die Bevölkerung in isolierten »Dörfern« von nur 100 bis 300 Einwohnern verteilt ist, schätzungsweise mehr als eine Million Menschen von hoch entwickeltem Landbau, und ihre Nahrung besteht, obwohl die Leute viel mehr verschiedene Nährpflanzen praktisch kennen als wir, normalerweise zu 80 bis 90 Prozent aus Süßkartoffeln (Bataten, Hipomea). Alles andere – Zuckerrohr, Sprossen, junge grüne Blätter, Bananen, Palmenmark, Nüsse, Erdnüsse und dergleichen – liefert als geringer und gelegentlicher, meist roh genossener Zustupf nur zehn bis 20 Prozent der Gesamtnahrung neben den (auf Steinen erhitzten) Bataten. Tierische Nahrung fehlt praktisch ganz.

Bataten (Süßkartoffeln) schmecken zwar angenehm – vor 300 Jahren nannte Rumphius diese länglichen Knollen »eine gute Speise, fast wie Fleisch« –, aber Fleischspeisen enthalten mehr als 20 Prozent, Bataten dagegen nur 0,5 bis ein Prozent Eiweiß, und in den Qualitätstabellen rangiert Fleischeiweiß fast so hoch wie das als 100 angenommene Eieiweiß, Bateneneiweiß hingegen nur mit 52! Mit den geringen Ergänzungen an

Eiweiß aus den erwähnten zehn bis 20 Prozent der übrigen Nahrung zusammen kommt bei diesen Menschen eine Gesamteiweißzufuhr von nur neun bis 24 Gramm am Tag zustande, und dabei handelt es sich auch noch um »Roheiweiß«, wovon nur 60 bis 80 Prozent verwertbar sind. Das ergibt eine echte oder Reineiweißversorgung, die kaum den halben Minimalbedarf deckt und bei der man überdies angesichts der mengenmäßig geringen Ergänzungen des minderwertigen Batateneiweißes, auch unter Berücksichtigung möglicher Qualitätsgewinne durch Kombination, niemals auf die volle Wertigkeit zu gelangen hoffen kann.

Nun haben die genaueren Untersuchungen an dieser Bevölkerung überdies gezeigt, dass von der offensichtlich ungenügenden Zufuhr noch acht bis 14 Gramm Eiweiß mit dem Stuhl abgehen, das überdies nicht Roheiweiß ist, sondern Reineiweiß von erstaunlich hoher biologischer Qualität, und dass der täglich abgehende Stuhl 15 Mal mehr (und viel besseres) Eiweiß abführt, als die 1,4 bis zwei Kilogramm Bataten enthalten. Dabei ist auch noch zu bedenken, dass weiteres Eiweiß mit dem Urin und mit Hautabschilferung und Haarabgang den Körper verlässt. Das rechnerische Eiweißdefizit ist also so groß, dass man sagen kann: Der Organismus dieser Menschen wird durch die Nahrung mit Eiweiß praktisch überhaupt kaum und jedenfalls äußerst ungenügend versorgt. Woher denn aber sonst?

Die Antwort ist jetzt bekannt. Mehrere eingehende Untersuchungen haben es nachgewiesen: Der Körper dieser Batatenesser wird im Wesentlichen durch eine besondere Bakterienflora im Dickdarm mit Eiweiß versorgt, richtiger ausgedrückt: mit Aminosäuren, und zwar mit besonders wertvollen Aminosäuren, synthetisiert aus dem im Darm vorgefundenen Luftstickstoff.

Dies erklärt, weshalb es Luyken misslang, durch Zugabe von in Bataten defizitären Aminosäuren oder Zugabe von hochwertigen Eiweißarten bei diesen Menschen irgendeine Verbesserung der Eiweißbilanz zu erzielen, als er im Jahre 1964 bei ihnen auf die so extrem negative Eiweißbilanz verbessernd einzuwirken suchte.

Bergersen und Hipsley haben 1970 das Vorhandensein von stickstoffbindenden Bakterien im Darm der Batatenesser im Hochland von Neuguinea nachgewiesen, und die Zweifel, ob die so gebildeten Aminosäuren vom Dickdarm aus in Blut und Lymphe übergehen, haben sich als unbegründet erwiesen. Die Leistung dieser speziellen Bakterien in der Synthese von Aminosäuren muss bedeutend sein, wenn man bedenkt, wie viel Eiweiß mit dem Stuhl der Batatenesser abgeht und welcher Leistungen ihr Organismus dennoch fähig ist.

Und nun kommt die vielleicht wichtigste Feststellung: Alles läuft darauf hinaus, dass ein unkonzentrierter, breiig-massiger, stärke- und faserreicher Darminhalt vorhanden sein muss, wenn die spezielle stickstoffbindende Bakterienflora im Darm gedeihen können soll, eine Stuhlmasse, die den Bakterien »eine enorme innere Oberfläche«, wie Oomen sich ausdrückt, bietet. Eben dies ist bei der Batatenkost ausgeprägt der Fall, welche übrigens, wie festgestellt werden konnte, in diesem massigen Stuhl bemerkenswert vollständig verdaut wurde. Ähnlich ist es beim Taro und beim Yams, und kaum viel ungünstiger dürften die Verhältnisse bei Kartoffelkost sein. Die Frage ist damit gestellt, ob dieser Umstand nicht zum Gelingen des klassischen Kartoffelkost-Versuchs von Kon und Klein (1970, 75 ff.)[4] und jenem von Hindhede und Madsen (1961, 261 ff.)[5] beitrug.

Bemerkenswert ist sodann, dass die Neuguinea-Hochlandbewohner mit ihrer einseitigen (80 bis 90 Prozent) Batatenkost ausgesprochen zufrieden sind. Sie lieben den Geschmack der Süßkartoffeln, erzielen eine offenbar befriedigende Sättigung und Magenfüllung bei so geringer Kalorienzufuhr, wie das für das physiologische Bedürfnis des Körpers gerade ausreicht, ohne Überschuss, und sind dabei nicht weniger leistungsfähig als wir reichlich und gemischt ernährten Wohlstandsbürger, ja eher leistungsfähiger.

Bataten sind reich an Vitamin C, Karotin (Provitamin A), Eisen, Kalzium und vor allem Kalium. Es handelt sich um eine stark basenüberschüssige Nahrung, die auch ungewöhnlich arm an Natrium (NaCl-Zufuhr am Tag nicht mehr als 0,07 bis 0,12 Gramm!) und an Fett (Fettgehalt der Bataten: 0,2 Prozent) ist. Mit der geringen Fettzufuhr mag es zusammenhängen, dass die stellenweise vorkommende Jod-Armut nur geringe Folgen hat.

Die hart und hurtig arbeitenden Menschen von Hochland-Neuguinea kennen zwar, wie gesagt, weit mehr in ihrem Bereich vorkommende und anbaufähige Nahrungspflanzen als wir und verstehen auch, sie zu finden oder zu kultivieren (sie sind tüchtige Pflanzer); aber sie begnügen sich seltsamerweise, wie gesagt, weitgehendst mit Bataten. Sie können mehr Nahrung anbauen, aber sie tun dies nicht. Doch – sie bauen einen Überschuss von Bataten an und schleppen ihn beim Einbringen der Ernte über die beschwerlichen Gebirgspfade nach Hause, aber mit diesem Überschuss füttert die Familie ihr Schwein, das fast so viel wie ein Mensch frisst, aber nicht zur Nahrung dient, sondern nur einmal im Jahr zum Krankmachen der Festteilnehmer anlässlich eines kultischen Festmahls!

Die Frage, wieso diese Menschen mit fast gar keinem Fett in der Nahrung so gut gedeihen, scheint noch nicht untersucht worden zu sein. Getrunken wird fast nichts Flüssiges, wohl weil bei einer so extrem salzarmen und flüssigkeitsreichen Kost kein Durst aufkommt, nicht einmal bei anstrengender körperlicher Arbeit im äquatorialen Bergklima (1200 bis 2000 Meter Höhe).

Die Bataten werden auf heißen Steinen erhitzt, von der Beikost wird das meiste roh gegessen. Die Frage, ob vorwiegend erhitzte Nahrung die stickstoffbindende Bakterienflora beeinträchtige, dürfte sich nicht stellen, da der große Enzymreichtum der Rohkost zwar den Sauerstoff, nicht aber den Stickstoff der Luft an sich bindet. Wohl aber ist die Frage gestellt, wie viel unerhitzte Kost der Mensch zur Erhaltung völliger Gesundheit bei geringster Nahrungsmenge benötigt.

Bei der Entwöhnung der Säuglinge werden anfänglich gekaute Bataten von Mund zu Mund gefüttert.

Von irgendeinem Mangel an Vitamin B12 konnten keine Anzeichen gefunden werden, obwohl dieses lebenswichtige Vitamin fast nur in tierischer Nahrung vorkommt. Das Vitamin wird offenbar ausreichend durch Darmbakterien gebildet und im Bereich des Dickdarms ebenfalls in Blut und Lymphe aufgenommen.

Die möglichen praktischen Folgerungen aus der Summe dieser Entdeckungen für Ernährungswissenschaft, Welternährung und Diätetik sind, wie man sich denken kann, kaum abzusehen. Wird man ihnen nachgehen? Wird man in dieser Richtung weiterforschen? Der Durst nach Wahrheit und das Wohl der Menschheit würden es dringend verlangen, aber – irgendeine Einkommensvermehrung durch Entdeckung industriell verwertbarer Produkte oder Erlangung eines Instituts oder Lehrstuhls wird der Forschende kaum davon erwarten können, und Forschungen dieser Art erfordern Zeit und Mittel. Ohne einen Fonds, der von der Wirtschaft unabhängig wäre, dürfte es damit schwerlich vorangehen, und es ist damit zu rechnen, dass diese Entdeckungen im »Geheimarchiv der Ernährungslehre« liegen bleiben ...

1 *Protein requirements*. WHO techn. rep. Ser. No 301 (WHO Genf 1965).

2 »Ecology of Human Nutrition in New Guinea. Evaluation of Subsistence Patterns«. By (Prof. Dr.) H. A. P. C. Oomen, Dept. of Tropical Hygiene, Royal Trop. Inst. Amsterdam, in: *Ecology of Food and Nutrition I*, S. 1–16, 1971. Gordon and Breach Science Publishers Ltd. – »Distribution of Nitrogen and Composition of Nitrogen Compounds in Food Urine and Faeces in Habitual Consumers of Sweet Potatoes and Taro«. By (Prof. Dr.) H. A. P. C. Oomen, Royal Trop. Inst., Dept. of Trop. Hygiene Amsterdam, in: *Nutr. & Metabolism 14*: 65–82, 1972 (Hr. Prof. Oomen möchte ich hier meinen besonderen Dank für die Überlassung der Sonderdrucke sagen).

3 Hipsley, E. H. u. Clements, F. W.: *Report of the New Guinea Nutrition Expedition 1947*. Government Printer 1950, Sydney.

4 S. K. Kon und A. Klein: »The Value of Whole Potato in Human Nutrition« und »The Nutritional Value of Tuberin, The Globulin of Potato« in *Biochemical Journal*, Bd. 22. 113.
5 *Bereining frä M. Hindhedes Contor for Ernaeringsundersoegelser*, Kopenhagen 1918.

»Wohlgenährte Bundeswehr«

»Das Beste an ihnen ist, dass sie nicht aussehen wie deutsche Soldaten«, soll ein Holländer von den Soldaten der Deutschen Bundeswehr gesagt haben. »Sie sind genauso fett wie die Holländer« (*Selecta*, 3, 15. Januar 1968). Zwar habe die Bundeswehr die Kritik, die sich an ihrer Verpflegung von ärztlicher Seite erhoben hatte, zurückgewiesen. Der Wochenspeisezettel enthalte »nur leistungsgerechte Nährwerte«. Aber die Kritik doppelt nach. Tatsächlich nähmen drei Viertel der entlassenen Wehrpflichtigen die gesamte »normale« Gewichtssteigerung bis zum 32. Lebensjahr in ihrer kurzen Dienstzeit vorweg. »Wer aber in der Jugend schon viel zunimmt, wird fast unausbleiblich ein fetter Vierziger, mit allen bekannten Beschwerden und Leistungsabfällen.« Die Essensrationen seien am maximalen Kalorienbedarf eines Schwerarbeiters ausgerichtet, während das körperliche Training bei dem vorwiegend technischen Dienst und der zunehmenden Verwaltungsarbeit so gering ist, dass die Leistungsfähigkeitsmehrung minimal (drei Prozent) ist.

Wie viel Nahrung braucht der Mensch?

3500, 3200, 2500, 2100, 1700, 1400 oder 1200 Kalorien pro Tag und 70 Kilogramm

Wir sind überzeugt, Wissenschaft gehe darauf aus, die Wahrheit zu finden. Das mag so sein, wenn ein tüchtiger Nonkonformist an die Arbeit geht. In der Regel aber bestimmen Zeit- und andere Umstände in einem kaum vorstellbaren Ausmaß, was für Fragen gestellt, wie sie gestellt werden und was dabei herauskommt. Untersuchungsgenauigkeit wird dann zum Schein.

Es gibt wohl kein besseres Beispiel, um das zu zeigen, als die Frage »Wie viel Nahrung braucht der Mensch?« (um während eines langen Lebens gesund und leistungsfähig zu sein). Dabei ist das wohl die elementarste Frage, mit der sich die Ernährungswissenschaft befassen kann. Was könnte leichter sein, so meint man, als darüber ins Klare zu kommen. So und so viele Kalorien im Tag (oder so und so viele Joules, aber wer kennt sich schon damit aus?). Und wenn man gar bedenkt, welche Riesenberge wissenschaftlicher Fachliteratur sich da seit 120 Jahren aufgetürmt haben!

Das war schon so, als die Ernährungskommission des Völkerbundes anno 1935 erstmals diese Frage mit weltweiter Gültigkeit beantworten sollte, nicht nur für die Wohlhabenden, sondern auch für die bedürftigen Völker. Dabei gelangte sie zu dem Schluss, dass der bisher mit 3500 Kal./70 kg angenommene Betrag von 3500 um 30 Prozent auf 2450 Kalorien herabzusetzen sei. Bald darauf führte die Bedrohung des Zweiten Weltkrieges den zuständigen Behördenausschuss der Schweiz, die ja als kleines Binnenland sich auf den Ausfall aller Nahrungseinfuhren einstellen musste, dazu, nach eingehender Neuüberprüfung den Bedarfssatz auf 2150 Kal. herabzusetzen, und dieses Maß bewährte sich in der Rationierungszeit so gut, dass schwarzer Markt und Schlangestehen praktisch ausblieben, die Leistungsfähigkeit stieg und die Krankheiten zurückgingen. Nach dem Krieg, als wieder Nahrungsfülle eintrat, ging die Nahrungsmenge, die der Mensch braucht, in den Lehrbüchern, die ja die Summe der Wissenschaft wiedergeben, wieder gegen 3000 Kal. hinauf, wozu dann selbstverständlich wie üblich noch Zulagen für besondere körperliche Leistungen angesetzt wurden. Mehr als je steht die FAO/WHO vor auseinanderklaffender Versorgung der Wohlstands- und Hungervölker, mehr als je vor einem Auseinanderklaffen der Auffassungen über den Kalorienbedarf. So bis vor Kurzem.

Aber das ist nicht alles. Prof. C. D. de Langen in Utrecht erreichte in seinem Diabetiker-Nachsorgedienst bei vollberufstätigen Erdarbeitern, Magazinern, Plakatklebern und Monteuren dauerndes Stoffwechselgleichgewicht bei 1400 bis 1700 Kal./Tag/70 kg, indem er ihnen eine naturvollwertige Diabetikerkost angewöhnte aufgrund seiner Erfahrungen an der Landbevölkerung Indonesiens[1]. Vielleicht war ihm auch bekannt, was Prof. Karl Kötschau im März 1943 in *Die Ernährung* geschrieben hatte: »Ich habe mein Augenmerk auf die zunächst seltsam erscheinende Beobachtung gelenkt, dass bei Zuckerkranken mit einer anscheinend völlig unzureichenden Kalorienmenge die gesündeste Körperverfassung erreicht werden kann, wenn man anstelle der üblichen vorwiegend entwerteten und totgekochten Diabetesdiät eine lebendige und daher vollwertige Kost treten ließ ... Es ist immer wieder erstaunlich zu sehen, dass Kranke, die eine Fastenkur hinter sich haben, mit reiner Rohkost in oft erstaunlicher Weise aufzubauen imstande sind, obwohl die verabreichte Kalorienzahl gewöhnlich unter der liegt, die man zur Erhaltung des Körpergewichtes sonst für nötig hält. Wir beobachteten dies besonders bei dickleibigen Personen, die nach einer Fastenkur den Wunsch haben, ihr Körpergewicht nicht wieder ansteigen zu lassen. Es gehört schon eine sehr karge Rohkost dazu, dieses Ziel zu erreichen. Sobald auch nur geringe Zulagen wie zwei Scheiben Brot und eine warme Suppe mittags gestattet sind, steigt nicht selten das Körpergewicht schon an, ein Zeichen, dass bereits zu reichlich Kalorien zugeführt werden, obwohl dies nach den bisher geltenden Maßstäben bestimmt nicht der Fall ist. Es ist kein Wunder, dass Menschen, die sich mit einer einseitigen Mangelkost« (wie der üblichen gemischten) »ernähren, mehr Kalorien zu sich nehmen, als sie bei vollwertiger Ernährung benötigten..., denn Mangelnahrung zwingt den Menschen zu vermehrtem Kalorienverzehr«, um auf diese Weise den Mangel (an Vitalstoffen) nach Möglichkeit auszugleichen ... Ich habe an einer genau beobachteten jugendlichen Zuckerkranken zeigen können, dass der Kalorienbedarf unter dem Einfluss einer vollwertigen Ernährung von über 3500 Kal./70 kg auf unter 2100 Kal./70 kg zurückgehen kann (also um 40 Prozent). Ich habe außerdem bei einer wegen Fettleibigkeit Fastenden Folgendes beobachten können: »Die 18-jährige L. kam mit 85,6 kg zur klinischen Behandlung. Sie unterzog sich einer 21-tägigen Fastenkur mit Obstsäften, in der ihr Gewicht auf 80 kg zurückging. Jetzt musste sie danach streben, dieses Gewicht zu halten. Ich benützte diese Gelegenheit, um einmal zu prüfen, mit wie wenig Kalorien man auskommt, um das Körpergewicht zu erhalten. Dazu ist die Rohkost die geeignetste Form. Es wurde eine strenge Diätform gewählt mit Äpfeln, Rohsalaten und Buttermilch sowie etwas Nüssen und Orangen. Die tägliche Eiweißzufuhr schwankte zwischen 23 und 53 g, die Fettzufuhr zwischen 29 und 40 g, die Kohlehydratzufuhr bewegte sich um 170 g und die Kalorienzufuhr um 1200 Kal. Bei dieser Ernährung blieb das Gewicht vier Wochen lang konstant. Das Mädel sah dabei blühend aus, die Augen waren nach allgemeinem Urteil blanker als je zuvor, die vielfältigen Beschwerden vor der Fastenkur wie Schwindel, Durst, Stirnhöhlenkatarrh, Blasenbeschwerden, Schulterschmerzen und andere waren verschwunden. Die Müdigkeit, die das nach dem Urteil der Mutter sehr arbeitseifrige Mädel oft hinderte, im elterlichen Geschäft tüchtig mitzuhelfen, war restlos verschwunden. Sie ist jetzt so frisch und munter wie nie zuvor. Massieren und Bürstenmassage konnte sie vor der Fastenkur wegen zu starker Druckempfindlichkeit des Fettpolsters nicht vertragen, jetzt kann sie nicht genug bekommen.« In Kötschaus und unserer Erfahrung gibt es noch manche solche Fälle.

McCay (*Cornell University*) und Hansson (Universität Stockholm) haben im Tierversuch zeigen können, dass bei einer Nahrungsmenge, die nur gerade den echten Bedarf deckt, jedoch bei guter Korrelation der Nähr- und Vitalstoffe, eine wesentlich bessere Gesundheit und Leistungsfähigkeit bis in ein hohes Alter entsteht als bei reichlicher Kalorienzufuhr auch guter Vollwertkost.

1 »Een klinisch Panorama van een teveel in de voeding«, *Geneeskundige Bladen ui t kliniek en laboratorium voor de praktiek*, 48/111, Haarlem 1957.

»Es gibt viele ausgezeichnete Spezialisten, aber Nichtspezialisten mit der Fähigkeit zur Synthese sind selten. Ihre Rolle ist von großer Bedeutung für die Leitung eines Versuchszentrums für Gesundheitsforschung.«

»Die Natur zerstört jene, die sich verwahrlosen. Der Selbstmord wählt oft eine feine und angenehme Form, zum Beispiel den Nahrungsüberfluss, die bequeme Existenz, die wirtschaftliche Sicherheit, den Mangel an Verantwortung. Niemand erkannte die Gefahr des Komforts, worin wir schwelgten, niemand sah die Gefahr der Ernährungsausschweifungen ein, welche Jung und Alt erfassten.«
Alexis Carrel

Die Rohkostforschung von Eppinger und Kaunitz

I

Literaturnachweis: Dr. med. Hans Kaunitz: *Transmineralisation und vegetarische Kost. Ergebn. d. inn. Med. u. Kinderheilkunde*, Bd. 51 (1936) – Prof. Dr. med. Hans Eppinger: »Über Rohkostbehandlung«, in *Wiener Klin. Wschr.*, 5/26 (1938), und id.: »Die Permeabilitäts-Pathologie als Lehre vom Krankheitsbeginn« (posthum, 756 S., Springer Verlag, Wien 1949).

Eppinger, Leiter der 1. Medizinischen Universitäts-Klinik in Wien und Schöpfer der Permeabilitäts-Pathologie als Lehre vom Krankheitsbeginn, hat zusammen mit Dr. Kaunitz intensive Forschungen zur Erprobung und Erklärung der Frischkost-Heilwirkungen durchgeführt und dabei die klinische Erprobung mit eingehenden mikrochemischen Untersuchungen kombiniert. Nach drei Jahren konnte Eppinger in der *Wiener Klinischen Wochenschrift* über bedeutende therapeutische Erfolge und hochinteressante Erfahrungen mit der Frischkosttherapie in seiner Klinik berichten.

Der entscheidende Ort des Ernährungsvorganges

In diesem Bericht legte Eppinger Wert darauf, den Blick des Arztes zuerst auf den entscheidenden Ort in der Ernährung des menschlichen Körpers zu lenken: auf den Stoffaustausch zwischen den Kapillaren und den Gewebszellen. Gemeinhin wurde die Nahrungsaufnahme im Darm als das entscheidende »Betriebsstück« im Zuge des Verdauungsvorganges angesehen und das letzte, das »vegetative Betriebsstück« zwischen den feinsten Blutgefäßen und den zu ernährenden Zellen, in Forschung und Lehre, weil der Beobachtung wenig zugänglich, vernachlässigt. Magen und Darm verdienen gewiss volle Beachtung; aber so lautete die neue Erkenntnis: Für Erkrankung und Gesundung entscheidender noch als Magen und Darm ist die Lage im Austausch zwischen Kapillare und Zelle, und die allzu einseitige Beachtung von Magen und Darm in der Ernährung ist das, was zum Vorherrschen der »Schonkostidee« und des Interesses für die »Verdaulichkeit« und »Bekömmlichkeit« in der Diätetik geführt hat.

Der Stoffaustausch in dieser Endphase zwischen Kapillare und Zelle findet gleichzeitig an Billionen Stellen des Körpers statt, und die Stoffe müssen dabei jeweils zwei dünne, durch einen feinen Zwischenraum getrennte Scheidewände durchdringen: die Kapillar- und die Zellwand. In der einen Richtung, von Kapillare zu Zelle, wandern die Nährstoffe aus dem Blut ins Gewebe, in der anderen, umgekehrten Richtung, die Stoffwechsel-Endprodukte der Zelle ins Blut, um hernach ausgeschieden zu werden. Nach welchen Gesetzen geschieht nun in beiden Richtungen der Durchtritt durch die Scheidewände?

Das Wahlvermögen der Gewebszelle als Kennzeichen des Lebens und der Gesundheit

Die Denkweise des Haeckelschen Zeitalters stellte sich diesen Vorgang so vor, wie er im Labor zwischen zwei verschiedenen Flüssigkeiten vor sich geht, die durch eine durchlässige Membran getrennt sind: nach dem Diffusionsgesetz. Die beiden Lösungen suchen sich kraft des Naturgesetzes durch die Scheidewand hindurch so lange gegeneinander auszutauschen, bis auf beiden Seiten schließlich genau das gleiche Gemisch vorhanden ist. Von wenigen Spitzenforschern abgesehen, beherrschte nun diese Vorstellung mit geringer Variation auch noch zur Zeit von Eppingers Veröffentlichung und weitgehend auch noch heute das Feld. Und doch hatten schon vor dem Zweiten Weltkrieg mikrochemische Untersuchungen ergeben, dass der Vorgang im lebenden Körper ganz anders verläuft: Gerade nicht ein Ausgleich, sondern eine Erhöhung der

Gegensatzspannung wird angestrebt. Die lebende Zelle kann gegen das Prinzip der Diffusion Stellung nehmen – man höre: gegen das Naturgesetz, das man für absolut gültig hält. Sie kann eine eigenmächtige, für ihr gesundes Fortleben offenbar wesentliche Auswahl treffen unter den gebotenen Stoffen und die einen unter ihnen an sich ziehen, die andern aber fernhalten. Sie kann ihre eigene mineralische Zusammensetzung autonom regeln, unter den im Blut angebotenen Mineralstoffen auswählen, was ihr »zuträglich erscheint«, und weitgehend ablehnen, was sie nicht »wünscht«. Seltsam, diese Ausdrücke, wie ein solches Verhalten sie geradezu aufdrängt, als ob es sich um eine souveräne Instanz handeln würde, die da in der lebenden Zelle ihre Wahl trifft! Für die mechanistische Schulphysiologie ist das bestürzend. Und doch kann kein Zweifel daran bestehen, dass da ein ordnendes Prinzip am Werk ist, um es einmal so zu nennen. Worin es besteht, das können wir nicht sagen, so bemerkte Eppinger. Wir müssen es einfach hinnehmen.

Nun ist aber besonders interessant, dass dieses »ordnende Prinzip« in der Zelle sehr verschieden mächtig und wirksam sein kann: Mit der Erkrankung zum Beispiel nimmt es ab, mit der Gesundung nimmt es zu, mit dem Absterben hört es ganz auf. Im Augenblick des Todes gewinnt das Diffusionsprinzip vollends Macht über den Organismus. Das Wirken dieses Wahlvermögens in der Zelle ist, so bemerkte Eppinger, offenbar ein Kennzeichen des Lebens, ein Mali der Lebendigkeit und Gesundheit, und es gibt die Möglichkeit, seine Kraft an der Höhe des Zellpotenzials zu messen.

Der Kalium-Kochsalz-Gegensatz

Wenn wir vergleichsweise vom Flüssigkeitsaustausch durch eine Membran im Laboratorium sprachen, so stellt man sich das im Gewebe leicht zu einfach vor. Im Falle der Austauschvorgänge zwischen Blut und Zelle ist er tatsächlich unerhört vielfältig, ja von einer fast unvorstellbaren Kompliziertheit.

Allein auf dem Gebiet des Mineralstoffwechsels sind die Vorgänge, die da untersucht werden müssten, kaum abzusehen. Eppinger und Kaunitz erfassten hier einstweilen einen von ihnen genauer, der besonders klar hervortritt und mithilfe neuer, feiner Methoden greifbar gemacht werden konnte, den Gegensatz Kochsalz: Kalium, der stellvertretend einen umfassenderen Antagonismus markiert, nämlich den zwischen dem Reichtum an K und PO bei Na-, Ca- und Cl-Armut in der gesunden Gewebszelle und dem umgekehrten Verhältnis im Blut: Na-, Ca- und Cl-Reichtum bei K- und PO_4-Armut.

Mit diesem Gegensatz stehen wir mitten in der viel besprochenen Kochsalzfrage: Die gesunde Körperzelle enthält nur sehr wenig Kochsalz (NaCl) und verschließt sich erfolgreich gegen alles weitere Eindringen von Kochsalz aus dem Blut. Wo aber das Diffusionsprinzip Einfluss gewinnt, da kann die Zelle das Kochsalz nicht mehr mit genügendem Erfolg abwehren. So kann die erkrankte Zelle das Kochsalz nicht mehr befriedigend vor dem Eindringen in ihr Inneres abhalten, und das ist, als Teil eines Gesamtvorganges, ein Signal dafür, dass jetzt die Mineralsalze überhaupt sich stärker austauschen (eben das ist mit »Transmineralisation« gemeint) und dass der lebensspendende Antagonismus zwischen ihnen sinkt, mit ihm zugleich die mikroelektrische Spannung, die Potenzialdifferenz zwischen Zellinnerem und Zelläußerem, das Wahlvermögen und die Kraft des ordnenden Prinzips. Als dritte Erscheinung gehen damit eine eigenartige Verkrampfung und ein Schadhaftwerden der Kapillargefäßwände parallel. Diese Dinge sind von Eppinger in seinem nachgelassenen Werk (1949) über die Permeabilitätspathologie mit vielen Bildern und Messungen eingehend dargestellt worden.

All das vollzieht sich nun als verborgener Anfang von Erkrankungen, welche oft erst nach Jahren klinisch erkennbar werden oder Beschwerden machen, und umgekehrt leitet das Schwinden der »Transmineralisation« das Anwachsen des Auswahlvermögens der Zelle, die Genesung ein. Darum rückt die Frage in den Vordergrund und erhält für die Heilkunde eine zentrale Bedeutung: Wie kann man diese Vorgänge therapeutisch beeinflussen? Wüssten wir, welche Ursachen das »ordnende Prinzip« in der Zelle schwächen, wir hätten den Schlüssel zur Krankheitsverhütung, wüssten wir, womit man es stärken kann, den Schlüssel des Heilens in der Hand. Diese Erkenntnis war der Ausgangspunkt der Eppinger-Kaunitzschen Forschungen.

II

Equilibrin versagt, Frischkost aber ist wirksam

Da die Potenzialdifferenz als Kennzeichen der Lebendigkeit in der Zelle mit dem Schwinden der lebensspendenden Antagonismen zwischen den Mineralsalzen im Blut und in der Zelle sinkt, so lag es zunächst auf der Hand, sie dadurch zu heben, dass man in der Ernährung das Kochsalz wegließ und dafür ein Gemisch jener Mineralsalze verabreichte, die durch die beiden Hauptvertreter Kalium und Phosphor vertretend bezeichnet wurden. Man stellte ein solches Mineralsalzgemisch zusammen, »Equilibrin« genannt, und verabreichte es; aber es wurde damit »nichts Sicheres erreicht«. Eppinger und Kaunitz sagten sich, dass dieses Vorgehen wohl einer allzu grobchemischen Einstellung entsprach und der sehr viel subtileren Dynamik des lebenden Organismus zu wenig gerecht wurde, dass der Kalium-Natrium-Antagonismus wohl auch mehr ein Ausdruck als der Kern des Problems ist. Darum gingen sie von »künstlichen Mineralgemischen« zu natürlicher vegetabiler Nahrung über; in einer solchen wiegen die Mineralsalze der Kalium-Gruppe am deutlichsten vor. Sie unternahmen Versuche mit den verschiedenen vegetabilen und vegetarischen Kostformen, welche bekannt waren, so auch mit der »Rohdiät«. Zu diesem Zwecke sandten sie eine Diätetin nach Zürich, welche diese Kostform am Ort ihres Ursprungs und gründlichsten Entwicklung persönlich studierte. Es zeigte sich, dass die angestrebte Wiederaufspannung der Potenzialdifferenz durch Steigerung des Mineralsalz-Antagonismus mit keiner Kostform so leicht erreicht werden konnte wie mit der Rohdiät in ihrer klassischen Form, wie Bircher-Benner sie entwickelt hatte. Damit »konnte erfolgreich jenen Veränderungen des Mineralstoffwechsels, die durch die Erkrankung gesetzt sind, entgegengewirkt werden, und diese Wirkung wurde im Stoffwechselversuch am kranken Menschen immer wieder festgestellt und erhärtet. Zugleich verstärkte sich wieder die Potenzialdifferenz, und es war ein Sichstrecken und Normalwerden der Haargefäßchen festzustellen. Diese Erkenntnis«, so schrieb Eppinger, »ist von größter Bedeutung, denn sie beleuchtet so richtig den Wert der von mir bevorzugten Rohkost-Therapie.«

Zu diesem Satz ist er allerdings erst nach Überwindung vieler Bedenken gelangt, die bei ihm selbst, bei seinen Mitarbeitern und bei den Patienten bestanden.

Da war einmal die Angst vor der Unterernährung, die bei den herrschenden Nährwertvorstellungen zuvorderst lag. Der Patient musste dabei ja verhungern, so dachte man. Er bekommt ja viel zu wenig Eiweiß und vor allem fast kein tierisches Eiweiß! Aber Eppinger stellte auch an der Wiener Universitätsklinik fest, dass »dem Organismus, selbst wenn er eine kalorisch sehr arme Rohkost genießt, keine Gefahr erwächst …, auch bezüglich des niedrigen Eiweißgehaltes der Rohkost brauchen wir uns keine Sorgen zu machen, zumal gesunde Menschen, die sich ausschließlich mit Rohkost ernähren, sich vollkommen gesund fühlen und sogar sportliche Höchstleistungen vollführen können« (damit bezog er sich auf die Sportstudentenversuche von Prof. Dr. med. K. Eimer an der Universität Marburg). Er konnte sich auch davon überzeugen, dass bei gleichem Eiweiß- und Kaloriengehalt der Nahrung das zugeführte Eiweiß bei Rohkost oder rohkostreicher Ernährung wesentlich besser verwertet wird und dass die Stickstoff-Bilanz dabei besser wurde.

Manche fürchteten sich auch vor Durchfällen; aber Eppinger fand bestätigt, was wir schon lange wussten, dass es bei sorgfältiger Rohdiät kaum je zu Diarrhöen kommt, dass solche dabei sogar heilen, dass Rohkost zugleich aber auch »bei gewohnheitsmäßiger Verstopfung geradezu das Mittel der Wahl« darstellt, und bei Herzkranken, die so oft an Stuhlverhaltung und Blähungen leiden, beträchtliche Erleichterung schafft.

Eine allgemeine Besorgnis ängstigte sich sodann vor der vermeintlichen Unverdaulichkeit der Rohkost. Eppinger aber stellte fest, dass in Bezug auf die Verdaulichkeit der Rohkost »kein prinzipieller Unterschied gegenüber der gemischten Kost besteht«. Angst meldete sich ferner vor dem Kochsalzentzug, da das Weglassen der Kochsalzzugabe zu den wesentlichen Vorschriften der Rohdiät gehört. Man hielt ja den durchschnittlichen Kochsalzverbrauch von zehn Gramm pro Kopf und Tag für das Maß des Bedarfes und kannte noch nicht die Ergebnisse der Untersuchungen der *Atomic Research Commission*, die gezeigt haben, dass der Kochsalzbedarf in Wirklichkeit 20 Mal geringer ist (Dahl, *J. d. ADA*, Februar 1957 und Juni 1958, WP, 58, S. 248). Diesen Ängsten gegenüber konnte Eppinger feststellen, dass Gesunde wie Kranke eine ungesalzene Kost in Form von Rohdiät durch viele Wochen ohne jede Schädigung ertrugen, ja dass solche Kost »in sehr vielen Erkrankungen fraglos günstig wirkt«.

Groteskerweise tauchte auch die Frage auf, ob die Patienten bei Rohdiät nicht gefährlich viel Vitamine bekämen. Das ist verständlich, wenn man weiß, dass immer wieder die Auffassung vertreten wurde, der Vitaminbedarf sei bei üblicher gemischter Kost genügend gedeckt. Unnötig zu sagen, dass von »Vitaminüberschuss-Schäden« bei Rohdiät nicht die Rede sein konnte, sondern »durch reichliche Vitaminzufuhr ausgesprochene Erfolge bei vielen Zuständen zu erzielen sind« und dass, wie Eppinger meinte, manche Vitamine »geradezu spezifisch im Sinne der Wiederherstellung der Auslesefähigkeit der Zellen gegenüber den Mineralsalzen wirken«.

Zusammenfassend schrieb Eppinger, dass Rohdiät jedenfalls während Wochen bis Monaten gefahrlos verabreicht werden kann, dass diese Diätetik als Behandlungsmethode auf viele Krankheiten ausgedehnt werden sollte und dass Rohkost als ein ausgezeichnetes Mittel erkannt werden müsse, um schädliche Kochsalzanreicherungen im erkrankten Gewebe herabzusetzen und die kaliumarmen Depots wieder aufzufüllen.»Die Rohkostbehandlung erscheint bei vielen Erkrankungen als logisch; die vielen therapeutischen Erfolge, die wir damit erreichen, können als Bestätigung unserer Vorstellung (von ihrer Wirkungsweise) gewertet werden«.

Hier einige seiner Erfolgs-Feststellungen: »Herzkranke mit mächtigen Ödemen, bei denen die unterschiedlichen Herzmittel und ebenso Salyrgan wirkungslos sind, zeigen mit Einsetzen der Rohkostbehandlung oft eine überraschende Besserung.« Die Kochsalzausschwemmung erreichte in den ersten Rohdiät-Tagen oft 100 bis 200 Gramm. »Besonders wohltuend wird von manchen Patienten die Beseitigung des lästigen Durstgefühls empfunden. Selbst bei solchen Herzleiden, wo die Rohkost zu spät kam, um noch einen überzeugenden Erfolg zu erzielen, war damit immer noch mehr zu erreichen als mit anderen Kostformen«, und die Herzmittel, welche vorher wirkungslos geblieben waren, begannen nunmehr wieder anzusprechen.

Bei Nierenleiden und Bluthochdruck fand Eppinger, dass die Heilerfolge erst beachtenswert wurden, nachdem er Eier, Milch und Käse wegließ und den größten Teil der Vegetabilien ungekocht verabreichte. »Auch bei der Blutdruckkrankheit«, so fasste er zusammen, »erscheint die Verabfolgung streng vegetarischer (rohkostreicher) Diät durchaus angezeigt, weil wir eine andere effektvolle Therapie leider nicht besitzen und weil außerdem auch bei den Fällen, bei denen durch Rohkost keine Druckherabsetzung erzielt werden konnte, die subjektiven Beschwerden ganz beträchtlich gemildert werden.«

Bei Leberleiden »führte die Rohkostbehandlung selbst in zweifelhaftesten Fällen noch am ehesten zu Erfolg«. Bei hochfiebrigen Infektionskrankheiten (Lungenentzündung, akutes Rheuma, Herzentzündungen, Mandelentzündungen, Grippe usw.) lernte Eppinger »die Rohkostbehandlung grundsätzlich anwenden. Gerade bei der Grippe schien es uns, als ob die durchschnittliche Krankheitsdauer (dadurch) abgekürzt werden könnte.« Zum chronischen Gelenkrheuma schrieb er: »Halten die Patienten mit Geduld an der einmal eingeleiteten Therapie fest, so haben sie es nicht zu bereuen …, sehr bald merken die Patienten die Unterschiede ihres Befindens und werden allmählich begeisterte Anhänger des Regimes.« »Nachteilige Folgen« der Rohkostverabreichung, »das muss einmal ausdrücklich betont werden«, so schrieb Eppinger, »haben wir nie gesehen. Nur mit dem anfänglichen Widerstande mancher Patienten gegen die Kost hat man oft zu rechnen. Leider stellt sich nicht selten heraus, dass bei Fällen, die man für Versager hält, die Patienten sich hinterrücks doch Fleisch, Schinken, Salz und dergleichen beschafft haben.«

Besonders hoch schätzte er den Einfluss der Rohkost auf den Wasserstoffwechsel. Vegetabile und namentlich ungekochte Kost »wirkt zunächst außerordentlich durststillend; sie unterdrückt das Verlangen nach Flüssigkeitszufuhr, besonders auch nach Alkohol, und bewirkt trotzdem Harnausscheidung; so kommt es, dass die Rohkost, die selbst bei 80 Prozent Wasser enthält, dennoch direkt als Trockenkost angesprochen werden kann«.

Wenn diese Heilergebnisse der Rohdiät auch nur einen Ausschnitt aus dem, was heute an Erfahrung auf diesem Gebiete vorliegt, und an sich nichts Neues darstellen, so ist doch ihre so erfolgreiche Durchführung an der 1. Medizinischen Universitätsklinik in Wien eine Bestätigung und Ermutigung für alle jene, die einer solchen Behandlung bedürfen oder sie in einer dafür unvorbereiteten Umwelt ausüben wollen. Eppingers Bericht ist zwar im Juli 1938 in der *Wiener Klinischen Wochenschrift* erschienen, hat aber, vom bevorstehenden Weltkrieg überschattet, bei Weitem nicht die Beachtung gefunden, die er verdiente. Darum ist er hier in seinen Hauptzügen wieder bekannt gegeben worden, damit er jenen zur Ermutigung diene, die ihn nicht kannten und in ihrem festen Vertrauen auf das grundlegendste und natürlichste Heilmittel, das uns zur Verfügung steht, vielleicht durch die Äußerungen einer zeitgenössischen Fachwelt etwas unsicher geworden sind, welche davon trotz manchmal umfassenden Wissens so gut wie nichts Wirkliches kennengelernt hat.

L. N. MacLeod, Gesundheitsminister von Großbritannien, bei der Eröffnung des Internationalen Krankenhauskongresses nach dem *Daily Telegraph* vom 26. Mai 1953: »Wir haben glänzende Einrichtungen für die Behandlung von Krankheiten; was wir aber brauchen, das sind glänzende Einrichtungen zur Förderung der Gesundheit! Von Spitälern als von Krankheitspalästen zu denken ist überholt. Das Krankenhaus muss ein Zentrum für die Erziehung zu gesunder Lebensordnung werden.«

Längst fällige Neuprüfung der Naturheilkunde

Blicken wir zurück. Zugleich mit dem Aufstreben und den glänzenden Erfolgen der naturwissenschaftlichen Richtung der Heilkunde im Verlauf des 19. Jahrhunderts, die von den natürlichen Maßnahmen – Diät, Physiotherapie und seelische Stärkung der Selbstheilkräfte – ablenkte, entstand eine Laien- und Außenseiterbewegung, die sich seit 1849 nach dem Vorschlag des Militärarztes Dr. Lorenz Gleich Naturheilkunde nannte. Die erstere Richtung war überzeugt, dass nur exakt messende, analytisch-statistisch vorgehende, chemisch-physikalische Naturwissenschaft die Rätsel des Lebens zu lösen und die Überwindung der Krankheiten zu leisten vermochte; die andere betrachtete Leiden und Krankheit vom Standpunkt der Naturphilosophie oder ging von überlieferten oder neuen Heilerfahrungen aus. Da die Hochschulmedizin sich immer mehr der ersten Richtung zuwandte, entstanden eine wachsende Spaltung in der Auffassung von der Bedeutung der Krankheiten und ihrer Behandlung sowie eine Volksgesundheitsbewegung. In dieser waren zwei Richtungen zu erkennen. Einmal ragten eine Anzahl hervorragender Laienbehandler in ihr hervor, welche Geschichte machten, so der Bauer Vinzenz Prießnitz, der Pfarrer Sebastian Kneipp, der Fuhrmann Johann Schroth, der Dichter Per Henrik Ling, der Färbereibesitzer Arnold Rikli, der Fotograf Gustav Schlickeysen und andere; zum anderen kam es zur Gründung von Naturheilvereinen mit wachsendem Zustrom, so 1832 des Hydropathischen Gesundheitsvereins von Prof. Dr. phil. E. F. Chr. Oertel und anderen, denen in erster Linie an einer Verbreitung von Regeln für die Erhaltung der Gesundheit lag. Die erstgenannten Heilgenies gründeten Naturheilanstalten, die oft enormen Zustrom erhielten. So behandelte der Bauer Prießnitz im Jahre 1839 1700 klinisch Kranke, darunter 120 Ärzte, und zu den Patienten gehörten außer einfachen Leuten angesehene Persönlichkeiten wie der Erzherzog Anton und die Kaiserinmutter aus Wien, der russische Dichter Gogol, der Komponist Chopin und andere.

Es gab aber auch bedeutende Ärzte, die sich der Naturheilkunde verpflichtet fühlten, so der Leibarzt Bismarcks Prof. Dr. Franz Schönenberger an der Universität Berlin, Dr. Heinrich Lahmann, der den weltbekannten Luftkurort Weißer Hirsch bei Dresden gründete, Dr. Mikkel Hindhede, der im Ersten Weltkrieg Dänemark vor der Hungersnot rettete, Dr. Bircher-Benner, dessen Sanatorium Prominente aus allen Kontinenten zuströmten, Dr. Alexander Haig, der Lehrer von der Harnsäure als Krankheitsursache, Dr. E. H. Dewey, der Fastenarzt, und andere. In Deutschland waren es besonders drei Naturheil-Krankenhäuser, die sich der Aufgabe zuwandten, der Naturheilkunde wissenschaftlichen Rang zu verschaffen, was unumgänglich war, wenn sie mit der Hochschulmedizin konkurrieren, die unter den Außenseitern oft einander widersprechenden Auffassungen überwinden und allgemeine Anerkennung finden wollte. Dieser wissenschaftlichen Erforschung der Naturheilkunde widmeten sich in Deutschland das Kreiskrankenhaus Groß-Lichterfeld bei Berlin unter Prof. Schweninger, das Prießnitz-Krankenhaus Berlin-Mahlow unter Prof. Schönenberger und das Johannstädter-Krankenhaus in Dresden unter Dr. Alfred Brauchle.

Die Hochschulmedizin war aber durchaus nicht gewillt, neben sich eine zweite Medizinschule zu dulden, die den Naturwissenschaften weniger verpflichtet war (Prof. Naunyn: »Die Medizin ist entweder naturwissenschaftlich, oder sie ist nicht«). Sie war überzeugt, dass es nur eine, die von ihr gelehrte Wahrheit gebe. Jahrzehntelang ging der Kampf zwischen den beiden Richtungen hin und her. Die Parlamente wurden um Einführung von Lehrstühlen für Naturheilkunde bemüht, was schließlich in Berlin (1920 Prof. Schönenberger), Jena (Prof. Klön 1924) und Zürich (Prof. v. Gonzenbach) zwar gelang, aber nirgends zur Beseitigung der Unstimmigkeiten durch die notwendige Prüfung der Naturheilkunde im Sinne eines großen Experimentes gedieh. Erst 1934 setzte ein solches Experiment ein, wie es allein geeignet war, den sachlichen Unstimmigkeiten ein Ende zu bereiten. Es wurde während einer Reihe von Jahren durchgeführt, und dies trotz vorzeitigen Abbruches mit sehr bemerkenswerten Ergebnissen, ist aber durch politische Umstände, die nichts mit der Sache an sich zu tun haben, in Misskredit und Vergessenheit geraten. Da das Prüfexperiment an sich aber als solches trefflich angelegt war, um Probleme zu klären, die heute wohl spruchreifer und drängender geworden sind denn je, dürfte es angezeigt sein, sich über seine Art und seine Ergebnisse unabhängig von den damaligen politischen Umständen Rechenschaft zu geben; denn etwas dieser Art wieder zu unternehmen ist längst fällig geworden.

Das Prüfexperiment begann 1934 im Rahmen des 1200 Betten umfassenden damaligen Johannstädter Krankenhauses, das mit allen Einrichtungen versehen war, die damals zur wissenschaftlichen Untersuchung zur Verfügung standen, und von Universitätsprofessoren geleitet war.

Zunächst, so berichtete Brauchle, wusste niemand, wie die notwendige Prüfung der Naturheilkunde auf ihre wissenschaftliche Zuverlässigkeit durchzuführen sei. Es musste zunächst mit der Frage des leitenden Arztes begonnen werden. Hierfür wurde Prof. L. R. Grote, ein Schüler des großen Volhard, bestimmt, während Dr. Alfred Brauchle, bis dahin Chefarzt des Prießnitz-Krankenhauses in Berlin-Mahlow und langjähriger Assistent von Prof. Schönenberger, mit der Einrichtung und Führung einer Klinik für Naturheilkunde im Rahmen des Gesamtkrankenhauses beauftragt wurde. Es wurden ihm 250 Betten, eine Diätküche, Luft- und Sonnenbäder, Bade-, Massage-, Gymnastik-, Bestrahlungsräume und ein großer Raum für seelische Gemeinschaftsbehandlungen zugestanden.

Die große Frage blieb aber, wie nun vorzugehen war, um das Ziel zu erreichen. Zunächst war die Einstellung der anderen Ärzte begreiflicherweise gegenüber dem »Naturheiler« gar nicht sachlich. Er galt ihnen als eine Art Kurpfuscher. Und doch war es eine einmalige Bewährungsgelegenheit. Zunächst setzten sich die beiden Hauptakteure, Grote und Brauchle, anlässlich eines Ferienaufenthalts zusammen und führten jene Gespräche, die dann in Buchform erschienen unter dem Titel *Gespräche über Schulmedizin und Naturheilkunde*, so wiedergegeben, Hieb auf Stich, wie sie gehalten worden waren, vom Stenografen dem Drucker übergeben. Die Meinungsverschiedenheiten auf allen Gebieten wurden darin festgehalten und zugleich eine Art Programm gestaltet für die folgenden Jahre.

Wie sollte sich die praktische Arbeit am Krankenbett vollziehen, sodass daraus eine Prüfung der Methoden und ihrer Ergebnisse entstand, welche aller Kritik standhalten konnte und weiterhalf? Es konnte nicht angehen, sich die geheilten oder missratenen Fälle einfach gegenseitig zu zeigen und dann eine Schlussbilanz zu ziehen, sondern es musste auch die ganz andere Einstellung naturheilkundlicher Behandlung verständlich gemacht werden. Die Lösung wurde darin gefunden, eine Gemeinschaftsstation mit etwa 30 Betten zu schaffen, die zur Abteilung für Naturheilkunde gehörte, wahllos mit den Eingängen des Tages belegt wurde, wo Prof. Brauchle mit einem Assistenten die Behandlung rein naturheilkundlich durchführte, während Prof. Grote mit einem Facharzt für innere Krankheiten als Assistenten die Kontrolle ausübte. Die beiden Chefärzte machten gemeinsam jede Woche zweimal Visite, während die Krankenblätter von beiden Assistenten peinlich genau geführt wurden, mit gemeinsamem oder getrenntem Abschlussbericht. Dabei wurde, wie Brauchle schrieb, geradezu übergenau vorgegangen unter Anwendung aller überhaupt in Frage kommenden Kontrollen. So wurden im Lauf einiger Jahre etwa 3000 Krankengeschichten wissenschaftlich durchgearbeitet. Schon 1936 berichtete Prof. Grote auf dem Kongress für innere Medizin in Wiesbaden von großen klinischen Erfolgen der Naturheilkunde, die er miterlebt hatte. Es gelang der gemeinsamen Arbeit, die Vorurteile zu zerstreuen und die große Leistungsfähigkeit einer Heilkunde, die in erster Linie dem »inneren Arzt« diente, zu beweisen. Der Niederschlag dieser Erfahrungen findet sich in einem dreibändigen, bei Reclam (Leipzig) publizierten Werk, dessen erster Band 1938 erschien:

Brauchle/Grote, *Ergebnisse der Gemeinschaftsarbeit zwischen Naturheilkunde und Schulmedizin*. In diesen Bänden bekundet sich ein gemeinsames wissenschaftliches Ringen um die Erkenntnis der Wahrheit, und es zeigt sich darin, wie die naturheilkundliche Krankheitslehre und das Rüstzeug ihrer Behandlung zunehmend von den einstigen Gegnern verstanden wurden. Nach siebenjähriger Gemeinschaftsarbeit haben Grote und Brauchle das Gesamtergebnis zusammengefasst in einem Artikel »Rückschau und Ausblick«, der den *Gesprächen* zusammen mit einem Verzeichnis der 200 wissenschaftlichen Arbeiten beigefügt wurde, die aus beiden Kliniken hervorgegangen sind. Grote schloss den Bericht mit dem Satz: »Es muss frei zugegeben werden, dass dieser mitten in das Zentrum der exakt und experimentell arbeitenden Medizin hineingetragene Vorstoß der Naturheilkunde zu einem vollen Erfolg geworden ist.«

Dieses Experiment sollte an anderen Orten, auch an Spezialkliniken, weitergeführt werden, musste aber, wie gesagt, unter übelsten Umständen, die mit der Sache an sich nichts zu tun hatten, abgebrochen werden, und diese Umstände standen auch der Wiederaufnahme andernorts bisher im Wege. Wie lange noch? Es ist höchste Zeit, so scheint uns, dass sie wiederaufgenommen werden.

Angina-Enge

Am Deutschen Therapiekongress 1977 stand der Versuch im Vordergrund, sich über den Stand der Herzkranzgefäßleiden (Angina pectoris) und ihrer Behandlung Rechenschaft zu geben (*Selecta*, 51, 19. Dezember, 1977, S. 4220). Die Verbreitung des Leidens nimmt immer noch zu, ergab sich, Chirurgie sei erst zu erwägen, wenn alle anderen Mittel erschöpft sind, die neue Nitroglyzerintherapie bewirke nicht die erhoffte Erweiterung der großen Kranzarterien. »Wichtig ist, dass die Patienten ihre Lebensweise umstellen«; aber »Gesundheitserziehung scheint nur im Schneckentanz realisierbar«.

Die Verdauungs-Leukozytose

(The so-called »normal« post prandial Leucocytic flood in the circulation, Pearse 1979)

Beitrag der Frischkost zu Krankheitsabwehr und Stoffwechselökonomie

»Nouvelles lois de l'alimentation humaine basées sur la leucocytose digestive«. *Memoires de la Société Vaudoise des Sciences naturelles.* 5, S. 21, 21. August 1927.
    Prof. Dr. med. Werner Kollath: *Lehrbuch der Hygiene*, Bd. I, S. 177/178, erweiterte und umgearbeitete Auflage, Stuttgart 1949.
    Prof. Dr. med. H. W. Kempski: »Enzymreiche Pflanzenkost gegen Virus-Erkrankungen«. *Wendepunkt*, 49, 539 f. (1972) und 50, 23 f. (1973).
    Doz. Dr. med. habil. Hans Peter Rusch: »Schützen Darmbakterien vor Seuchen?«, *Wendepunkt*, 1957, S. 53–55.

Der besondere Wert der Roh- oder Frischkost wird gemeinhin in ihrem Reichtum an Wirkstoffen und ihrer besseren Eiweißqualität gesehen, welche beide durch Erhitzung und sonstige Verarbeitung geschädigt und vermindert werden. Auch die Besterhaltung des aus dem Sonnenlicht darin gespeicherten Ordnungspotenzials (zweiter Hauptsatz der Energielehre, »Entropie-Gesetz«), worin Bircher-Benner eine erste Frischwertbegründung (vor der Entdeckung der Vitamine) fand, wird neuerdings ernsthaft diskutiert. Die Empfehlung, jede Mahlzeit mit Frischkost zu beginnen, wurde damit begründet, dass den Lebensmitteln mit dem (nach dem zweiten Hauptsatz) höchsten Potenzialwert der Vorrang und Vortritt vor den im Ordnungswert verminderten Nahrungsmitteln zu geben sei und dass darin überdies (besonders bei gutem Kauen) das sicherste Mittel zur Appetenzbegrenzung genügend zu finden ist, da Frischkost zur Hauptsache aus unkonzentrierten Nahrungsmitteln besteht, bei denen leichter und früher der Punkt erreicht wird, an dem das Empfinden »Es ist genug« eintritt. Damit wird der Ernährungsökonomie gedient und dem Zuvielessen entgegengewirkt.

Hinzu kam aber im Jahre 1927 eine weitere Entdeckung, welche sowohl für den überlegenen Wert der Frischkost als auch für den Rat, das Essen mit ihr zu beginnen, eine vorher unbekannte Begründung beitrug.

Auf jede Nahrungsaufnahme, so hatte Donders 1846 entdeckt, folgt jeweils eine Vermehrung der weißen Blutkörperchen (Leukozyten) im Blut, gleichsam ein Aufgebot der »Abwehrpolizei«, da ja Leukozyten die Aufgabe haben, krank machende Bakterien zu bekämpfen und zu beseitigen sowie Fermente und Schutzstoffe zu bilden. Wieso aber diese Mobilisation nicht nur beim Eindringen von Krankheitserregern, sondern nach jeder Nahrungsaufnahme? Virchow fand die Entdeckung von Donders 1860 zwar bestätigt; da es aber als völlig unwahrscheinlich erschien, dass jede normale Nahrungsaufnahme Ansteckungsgefahr durch Bakterien bedeutete, nannte er diese Erscheinung »Verdauungs-Leukozytose« und fasste sie als eine normale oder physiologische Erscheinung auf. Zwar schwoll dabei die Zahl der weißen Blutkörperchen im Blut auf das Zwei- bis Dreifache an, aber ein Grund dafür war nicht einzusehen. Dabei blieb es bis zur Entdeckung P. Kouchakoffs (Lausanne), nachdem schon Roessle am Pathologen-Kongress 1923 die Auffassung geäußert hatte, es könne sich nur um einen Vorgang handeln, der mit Krankhaftigkeit zu tun habe und gegen etwas Fremdes in der Nahrung gerichtet sei, das aber erst ermittelt werden müsse.

Merkwürdig war jedenfalls, dass dabei Leukozyten nicht nur ins Blut, sondern sogar ins Innere des Darmes auswandern. Kouchakoff konnte nun feststellen, dass die »Verdauungs-Leukozytose« ausblieb, wenn die Nahrungsaufnahme aus pflanzlicher Rohkost bestand oder doch von solcher eingeleitet wurde. Führte er aber die gleiche Nahrung erhitzt zu, so kam es unfehlbar zur Verdauungs-Leukozytose. Nimmt man zum Beispiel zum Frühstück eine Tasse gezuckerten Milchkaffees mit Brot und Butter zu sich, so steigt die Leukozytenzahl im Blut, so stellte er fest, innerhalb einer halben Stunde von normal 7000 bis 8000 auf 13000 cmm und fällt danach in etwa einer Stunde wieder auf die Norm zurück. Dabei veränderte sich überdies die Zusammensetzung der weißen Blutkörperchen nach Art eines krankhaften Vorganges, indem der Lymphozyten- gegenüber dem Leukozyten-Anteil von normal 25 auf 40 Prozent ansteigt (die Leukozytenreserve oder -»kaserne« ist im Knochenmark, die der Lymphozyten in den Lymphknoten). Lässt man dem Organismus bis zur nächsten Nahrungsaufnahme Zeit, so kehrt der Blutzustand zur Norm zurück, folgt aber die Nahrungsaufnahme in kürzeren Abständen, und handelt es sich auch nur um eine Tasse Milchkaffee oder eine Süßigkeit, so addiert sich der Vorgang und kann dann unter Umständen nur während der Nachtruhe ganz abklingen. Ob ein Apfel roh oder gekocht genossen wird, drückt sich danach in einem solchen Schub aus; je stärker die Erhitzung, desto stärker die Verdauungs-Leukozytose oder krankhafte Verschiebung im Blutbild, so zum Beispiel bei Erhitzung im Autoklaven, wie Kouchakoff sie vornahm. Fabrizierte und vergorene Nahrungs- und Genussmittel wie Wein, Fabrikzucker oder Essig erzeugen nach seinen Untersuchungen ebenfalls Leukozytose und eine krankhafte Verschiebung des Blutbildes, besonders heftig verdorbener Schinken, bei dem es sechs Stunden statt einer braucht, bis die Blutbildverschiebung zur Norm zurückkehrt.

Die Leukozytose-Reaktion beginnt ganz kurz, nachdem die Nahrung mit der Magenwand in Berührung kommt. Man kann sie nach drei bis fünf Minuten nachweisen. Das heißt, dass es sich um eine Nervenreaktion handeln muss. Die Frage ist, wodurch diese Reaktion ausgelöst wird. Dieser Frage gingen Tropp und Chalaupka mit eingehenden Untersuchungen von Speichel, Magensaft und Zwölffingerdarm auf den Gehalt an sauerstoffzehrenden Fermenten (Katalase, Peroxydase und anderen) nach, von denen hohe bis sehr hohe Werte besonders in frischen Gemüsen und Früchten enthalten sind. Bisher hatte man angenommen, dass diese Fermente im Darm von den Verdauungssäften zerstört werden. Es zeigte sich aber, dass 50 bis 80 Prozent davon bis in den Dickdarm gelangen und als Sauerstoffzehrer wirksam bleiben. Ein sauerstofffreier (anaerober) Darminhalt ist aber entscheidend für die Entstehung und Erhaltung gesunder Darmbakterienflora und damit für die Eindämmung krank machender Bakterien und Viren. Dies zeigt, dass die Verdauungs-Leukozytose eine Abwehrreaktion des Organismus gegen Erkrankungen darstellt, die durch Entartung der Darmflora im sauerstoffverarmten Darmtrakt entstehen können und die in unserer Bevölkerung außerordentlich stark verbreitet ist. Es zeigt auch, dass die verhütende Nervenreaktion durch das rechtzeitige Eintreffen solcher Fermente, woran die Frischkost besonders reich ist, bewirkt wird.

Das bedeutet allerdings, dass zur Verhütung (und damit zur Stoffwechselökonomie und Abwehrstärkung) nicht nur ein »bisschen« Rohkost zu Beginn der Mahlzeit ausreicht, sondern dass dazu eine kräftige Portion nötig ist.

Allerdings verlangt die Verhütung der Verdauungs-Leukozytose nicht vollfrisch-unerhitzte Nahrung, sondern es gibt da, wie schon Kollath feststellen konnte, kritische Temperaturen, die zwar ziemlich hoch, aber doch noch unter dem Siedepunkt liegen; nämlich bei Milch und Eiern 88 °C, bei Fleisch (das allerdings kaum je roh oder so schwach erhitzt verzehrt wird) 89 °C und bei fast allen Gemüsen, Früchten und Nüssen zwischen 90 und 97 °C. Es zeigte sich allerdings auch, dass die verhütende Nahrung nicht unbedingt vor, sondern auch gleichzeitig mit der stärker erhitzten ihre günstige Wirkung ausübt, aber nicht, wenn sie nach der über die kritische Temperatur erhitzten zugeführt wird. Ein Salatteller nach Steak und Suppe oder etwas Obst als Nachspeise nützt also nichts mehr! Die Nahrung soll somit bestehen aus einer genügend kräftigen Einleitung von natürlichen rohen Lebensmitteln und Speisen, die nicht über die kritische Temperatur erhitzt wurden.

Sodann fand Rusch, dass bei der Wiederherstellung einer gesunden Darmbakterienflora »es ganz besonders wichtig ist, das Fleisch und Ähnliches vollkommen zu meiden«, und Kollath warnt davor zu glauben, dass eine Umstellung im obigen Sinne sofort die auslösende Reaktion aufheben könne. Wenn die Darmflora schlecht ist, braucht es mehrere Tage, am besten mit reiner Rohkost, um das zu erreichen.

Es ist auch daran zu erinnern, dass eine üble Darmflora, wie sie heutzutage stark verbreitet ist, einen erheblich höheren Kalorienbedarf mit sich bringt, weil die Darmflora einen größeren Teil für sich beansprucht und auch eine stärkere Zufuhr gewisser Vitamine, weil die im Darm erzeugten wegfallen.

Die kritischen Temperaturen erklären aber auch, weshalb es möglich ist, dass besonders gesunde Bevölkerungen wie etwa die Mt.-Hagen-Papua oder die äquatorialen Karai-Guarani eine bei uns unbekannte, außerordentlich hohe Ernährungsökonomie (geringster Nahrungsbedarf durch beste Ausnützung) erreichen, auch wenn sie vorwiegend auf Knollen oder Mais angewiesen sind, die sie zwar erhitzen müssen, aber diese Erhitzung sehr schonend vornehmen.

All das scheint heute vergessen zu sein und wartet darauf, neu »entdeckt« zu werden. Hippokrates, der größte Arzt des Altertums, konnte all das noch nicht wissen; aber aus seiner intuitiv-empirischen Kenntnis riet er schon vor 2400 Jahren: »Das Gemüse esse man ungekocht voraus ... Gekochtes nimmt man dann als nächsten Gang ... Obst in mäßiger Menge vor den Hauptmahlzeiten.«

»Was wollen Sie?«

Nach J. F. Diehl von der Bundesforschungsanstalt für Ernährung in Karlsruhe hat von 1960 bis 1974 in der BRD der jährliche Pro-Kopf-Verbrauch an Tiefkühlkost von 7,8 auf zwölf Kilogramm (+ 4,2 Liter industrieller Eiscreme), jene von Gemüsekonserven auf das Doppelte, von Obstkonserven auf das Dreifache zugenommen, ist der von ultrahocherhitzter Milch auf Kosten der Frischmilch stark hochgegangen, aber der Frischkartoffelverbrauch von 150 auf 75 Kilogramm gesunken. Die Küchenarbeit ist weitgehend in die Industriebetriebe verlegt worden, und die Palette des Angebots von Ess- und Genuss-Artikeln im Supermarkt hat 5000 überschritten und dürfte in den 1980er-Jahren 7000 überschreiten.

Die Tarahumara

Im *Wendepunkt* (Mai 1970) erschien ein kurzer Bericht über das Tarahumara-Phänomen nach einem Referat im *Deutschen Ärzteblatt*. Inzwischen ist die Originalveröffentlichung eingetroffen, die wir vom Autor – William R. Hood, Ph. D., *University of Oklahoma Health Science Center*[1] – erbaten. Sie hat sich als eine Kostbarkeit erwiesen. Wird sie im »Geheimarchiv« landen oder vielleicht doch endlich ein Anstoß für die so arg überfällige Wandlung der offiziellen Ernährungslehre werden? Das wäre wunderbar. Vielleicht geschehen noch Wunder ...

Im äußerst rauen, schluchtendurchklüfteten Felsgebirge südlich von Chihuahua in Nordwest-Mexiko leben die Tarahumara-Indios, ein Volk von rund 50000 Seelen auf einem Gebiet von etwa 130000 Quadratkilometern (Schweiz: 41288 Quadratkilometer). Diese Tarahumara führen dank ihrer Abgelegenheit und unverlockend rauen Heimat noch ihr ursprüngliches, unverdorbenes Indio-Leben. Die Zivilisation hat sie noch kaum erreicht und noch nicht verderben können. Nicht dass sie abgeschlossen leben würden wie die Tasaday. Sie besuchen Fiestas der Umgebung. Aber sie haben, wie es heißt, eine eigenartig stabile, in sich selbst ruhende gesunde und umweltverbundene soziale Ordnung. Mehr noch als durch diese fallen sie seit längerer Zeit durch ihre phänomenale körperliche Leistungsfähigkeit auf. Diese hat eine Reihe von Forschern auf den Plan gerufen. Die obengenannte Arbeit gibt eine Übersicht über die bisherigen Befunde.

Die Tarahumara leben zu 70 bis 80 Prozent ihrer Kalorienzufuhr von einer Nahrung, die zur Hauptsache aus Mais, zum anderen Teil aus Böhnchen besteht: mais y frijoles – die uralte Indio-Kost Mexikos[2]. Fleischnahrung bildet eine seltene Ausnahme, und Molkereiprodukte kommen gar nicht vor. Was sonst noch dazukommt – Malvenspinat, Beeren usw. –, etwa so, wie die große Untersuchung vom Jahre 1945 es ergab, welche vom Mexikanischen Ernährungsinstitut in Zusammenarbeit mit dem Bostoner Forschungszentrum von Prof. Dr. Robert S. Harris (*Journal of the Amer. Dietetic Ass.*, November 1946) ergab, wird leider nicht näher berichtet. Man erfährt nur, dass die Kost im Alltag sehr knapp und »unscheinbar« (unimpressiv) sei und dass das Körpergewicht erwachsener Männer mit 60 Kilogramm dementsprechend gering ist, obwohl die Tarahumara »zu den gesündesten und physisch eindrucksvollsten Menschen der Erde gehören«. Die am Schluss hier angeführte Literatur könnte Genaueres über die Ernährung – Nährstoff- und Kalorienzufuhr, Zubereitung, Ergänzungen usw. – und über Lebensweise und Gesundheit enthalten. Dies hier kann nur ein vorläufiger Bericht sein, denn es war Lins noch nicht möglich, jene Unterlagen zu beschaffen.

Und nun höre man jedenfalls, was die Tarahumara bei dieser knappen Mais- und Böhnchen-Kost ohne Milch und im Alltag ohne Fleisch leisten: Sie halten häufig »Fußball-Rennen« (kickball-races) ab. Zwei Mannschaften rennen im Wettbewerb miteinander während vierundzwanzig bis achtundvierzig Stunden ohne Rast und Unterbruch hinter dem Ball her und legen dabei hundertfünfzig bis dreihundert Kilometer zurück!

Beim Jagen, was sie gelegentlich tun, erlegen sie das Hirschwild nicht mit Schießen noch mit irgendeiner Waffe, sondern rennen ihm nach und tun dies während ein bis zwei Tagen unablässig und so lange, bis das Tier erschöpft umfällt!

Es ist etwas Gewöhnliches, wenn ein junger Mann eine Zentnerlast (100 Pfund) auf dem Rücken 177 Kilometer weit (in siebzig Stunden) trägt und wenn ganze Familien 250 Kilometer wandern, um einen Besuch zu machen oder an einer Fiesta teilzunehmen.

Auch Frauen und Kinder nehmen an solchen Leistungen teil: Ein fünfzehnjähriges Mädchen gewann ein 65-Kilometer-Rennen.

Dabei führen diese Rennen über äußerst raue Gebirgspfade auf und ab, auf und ab, und solche Leistungsfähigkeit ist keineswegs auf die erste Lebenshälfte beschränkt. Ein Dreiundvierzigjähriger rannte ein solche Gebirgsstrecke von 65 Kilometern in sechs Stunden und 52 Minuten. Es ist etwas ganz Gewöhnliches, wenn Erwachsene derartige Gebirgsstrecken mit einer Stundengeschwindigkeit von zehn bis 13 Kilometern hinter sich bringen.

Diese Leistungen sprengen nach Balke und Snow alle bisherigen Begriffe von menschlicher Fähigkeit über längere Strecken und machen eine Revision der physiologischen Begriffe über die Höchstleistungsfähigkeit des Menschen nötig.

An der Lungenkapazität kann es nicht liegen, denn sie ist bei den Tarahumara nicht so groß wie bei den in 4000 Metern Höhe lebenden Indios am Titicaca-See. Am Hämoglobin, am Herzen und am Kreislaufsystem kann es auch nicht liegen, erklären die Forscher, denn das alles ist zwar gesund und kräftig, aber fällt nicht aus dem Rahmen.

Dass man somit vor das Phänomen der Stoffwechsel- oder Ernährungsökonomie gestellt ist, liegt auf der Hand. Versuchsweise wird die Hypothese vorgebracht, dass das energiespendende Glykogen bei den Tarahumara nicht in den Muskeln oder im Fett gespeichert werde, sondern im Blut, als Glukose und Glukose-6-Phosphat, und daraus könnte sich ein wesentlich größerer Wirkungskoeffizient, eine bessere Ernährungsökonomie ergeben. Aber das ist noch alles zu untersuchen.

Es gibt wohl kaum ein Gebiet in der Ernährungsphysiologie, welches weniger beliebt und allgemeiner vernachlässigt wäre als gerade dieses. Zu denken, dass diese unerhörten Leistungen praktisch ohne Fleisch, ganz ohne Molkereiprodukte, also fast ohne tierisches Eiweiß, dass sie bei einer knappen Kost vollbracht werden, die zu 70 bis 80 Prozent aus Mais und Böhnchen besteht, ist unausdenkbar, ein Gedanke mit unerträglichen Konsequenzen. Das *Deutsche Ärzteblatt* ist in seinem Referat einerseits vorsichtshalber auf die Ernährung der Tarahumara überhaupt nicht eingegangen. Andererseits bestätigt sich darin der Befund von Kofrányi vom Max-Planck-Institut für Ernährungsphysiologie, dass die biologische

Eiweißwertigkeit der rein pflanzlichen Kombination Mais und Böhnchen der höchsten Einzeleiweiß-Wertigkeit überhaupt gleichkommt.

Die Eiweiß-Tageszufuhr dürfte bei den Tarahumara wenig mehr als 50 Gramm praktisch rein pflanzlichen Eiweißes betragen, und es wird offenbar – im Sinne der Stoffwechselökonomie – darauf verzichtet, Energie aus Überschussproteinen zu gewinnen. Trotzdem werden beiläufig Leistungen vollbracht, die nach Hood über 720 Kilokalorien per Stunde und weit über 10 000 Kilokalorien im Tag erfordern!

Am reizvollsten ist, dass die Tarahumara nicht das geringste Bedürfnis zu empfinden scheinen, an den Olympiaden teilzunehmen. Sie leisten das für sich, und damit hat sich's. »Was tut der Baum, den man vergisst? Er blüht.«

Die vorliegenden Befunde und Hypothesen sind natürlich ein erster Anfang. Es gälte nun, sich dahinterzumachen. Aber daran hat freilich weder die Physiologie der Konsumgesellschaft noch irgendeine Nahrungsmittelindustrie noch ein Chemiekonzern irgendein Interesse. Ganz im Gegenteil. Der Anstoß müsste von der WHO kommen, und wenn diese versagt, von den Vegetariern.

1 »Dirty Words: Genetic Differences in Response to Alcohol«. American Psychological Association, 02.09.1972. Honolulu.

2 Einesteils wiesen E. Kofrátyi und F. K. Jekat vom Max-Planck-Institut für Ernährungsphysiologie nach, dass die in den präkolumbianischen Indiokulturen so glänzend bewährte Ernährungsgrundlage Mais + Böhnchen unter anderem darauf zurückgeführt werden kann, dass die Kombination von 55 Prozent Mais- und 45 Prozent Bohnenprotein eine Wertigkeit ergibt, die nicht einmal von der höchsten bisher bekannten Einzeleiweißart, nämlich der des Ei-Proteins, übertroffen wird (s. *Wendepunkt*, April 1970: »Der Umsturz in der Ernährungslehre«), anderntheils führte E. Kodicek (Universität Cambridge) die Bewährung der Maiskost bei den Indiovölkern auch darauf zurück, dass sie das darin großenteils gebundene Antipellagra-Vitamin

(Niacin, Nikotinsäureamid) mittels Kalkwasserbehandlung wirksam zu machen verstehen, *Wir Brückenbauer*, 31/43, »Verleihung des Gottlieb-Duttweiler-Preises«, 27.10.1972).

Hier noch die wichtigsten Quellen:

Balke, B. & Snow, C. »Anthropological and physiological observations an Tarahumara endurance runners«. *Amer. J. of Phys. Anthropology*, 23, 293–301, 1965. Basäuri, C. *Monografia de los Tarahumaras. Talleres Graficos de la Nación*. Mexico, 1929.

Bennet, W. C. & Zingg, R. M. *The Tarahumara. An Indian Tribe of Northern Mexico*. Chicago: Univ. of Chicago Press, 1935.

Lynn, T. N. »Cardiovascular Disease Among the Tarahumara. In A. Paredes unpublished research proposal«. *Ecosystems Analysis of the Tarahumara Indians*. Univ. of Oklahoma Medical Center, 1970.

Mayes, J. S. »Biochemical Genetics of the Tarahumara Indians. In J. L. West unpublished research proposal«. *Ecosystems Analysis of the Tarahumara Indians*.

Paredes, A. »Biosocial adaptation in the Tarahumara ecosystem: The ekistic principles of the Tarahumara«. Paper presented at the Fifth World Congress of Psychiatry. Mexico City, Dec. 1971.

Paredes, A., West, L. J. & Snow, C. C. »Biosocial adaptation and correlates of acculturation in the Tarahumara ecosystem«. *Intern. J. of Social Psychiatry*, 16: 163–174, 1970a.

Paredes, A., West, L. J. & Snow, C. C. *Efectos de Vectores Heteronomos en el Ecosystema Tarahumara*, Revista del Inst. Nacional de Neurologia, Mexico, 1. 22–32, 1970b.

Pennington, C. *The Tarahumara of Mexico*. Salt Lake City: Univ. of Utah Press, 1963.

Sassoon, H. F. »Nutrition of the Tarahumara Indians. In J. L. West unpublished research proposal«. *Ecosystems Analysis of the Tarahumara Indians*. Univ. of Oklahoma Med. Center, 1969.

Tanner, J. M. »Growth and Physique in Different Populations of Mankind«. In Baker & Weiner (eds.): *The Biology of Human Adaptability*. Oxford: Clarendon House, 1966.

»Es gibt nur einen einzigen Weg, auf dem den neuen Ansichten die nötige Festigung und die durchschlagende Wirkung zu geben ist: die Wissenschaft, wenn auch in veränderter Form und mit neuen Methoden.«
Prof. V. v. Weizsäcker: Natur und Geist

Vollgesundheit bei »Hungerkost«

Versuchsergebnisse Kuratsunes an der Kyushu-Universität

Die in den 1930er- und 1940er-Jahren weitherum ins Wanken geratene Neigung der Fachwelt zu ausgeprägter Überbewertung des tierischen Eiweißes erhielt kurz nach dem Zweiten Weltkrieg einen starken Neuauftrieb, als sich in den Gefangenenlagern bei schwerer Hungerkost die Fälle von Hungerödem häuften und in der Fach- und Weltpresse die Nachricht auftauchte, dass solche armen, von tödlicher Krankheit betroffenen Menschen mittels Verabreichung von »molecular meat«, das heißt von vorverdautem Fleisch, hatten gerettet werden können. Das sogenannte Hungersyndrom zeigt sich in Wassersucht, Blutarmut und Abwehrschwäche des Blutes gegenüber Krankheitserregern. Man zog allgemein den Schluss, dass dieses Syndrom durch Mangel an tierischem Eiweiß verursacht werde. So groß war der Eindruck dieser Bekanntmachungen, dass die »Viel- und Tiereiweiß-Mentalität« (Prof. Henry C. Sherman) mehr als je herrschend wurde. Selbst Fachleute, die der biologischen Medizin nahestanden und im *Wendepunkt* mitgearbeitet hatten, machten kehrt. So zögerte zum Beispiel Dr. med. M. v. Roques, Berlin, in seinem 1952 erschienenen Buch *Du und die Medizin* nicht, zu schreiben: »In einem Punkte sind wir jetzt zu einer unbedingten Klarheit gekommen: Ohne tierisches Eiweiß kommt der Mensch nicht aus. An dem Ödem wurde eindeutig klar, dass der Mensch der Zufuhr tierischen Eiweißes bedarf, wenn er nicht unter dem Mangel zugrunde gehen soll, der aus dem Verschleiß der eigenen Substanz entsteht.« Hätte er die im Juni 1952 erschienenen Ergebnisse Kuratsunes gekannt[1], er hätte das nicht schreiben können.

Kuratsune, damals noch Oberarzt, später ordentlicher Professor, war auf die englische Ausgabe *Food Energy*[2] von Bircher-Benner gestoßen und hatte aus eigener Erfahrung schöpfend an der herrschenden Hungersyndrom-Erklärung gezweifelt. Er beschloss, die Frage abzuklären, und da solche Versuche Fremdpersonen nicht zuzumuten waren, führte er sie an sich selbst und seiner Frau durch unter Aufsicht und Kontrolle von Prof. Dr. med. Mizushima.

Der erste Versuch, zusammen mit der Frau, dauerte 120 Tage und fand im Winter statt, ein zweiter 32 Tage im Sommer und ein dritter 81 Tage im Frühling. Und zwar wurde während der Versuche nichts anderes zu sich genommen als pflanzliche Rohkost: 150 g Vollreis, gemahlen und in Wasser geknetet, und dazu 500–1000 g Rohgemüse (Rettich, gelbe und weiße Rüben, Spinat, Kohl, Bataten (Süßkartoffeln) und dergleichen –, alles fein zerkleinert; gelegentlich auch etwas Obst und Meeralgen. Alles ohne jede Zugabe, auch nicht von Kochsalz. Nährstoff- und Kaloriengehalt wurden beim ersten Versuch aus Tabellen errechnet, bei den weiteren im Laboratorium genau ermittelt. Jegliches Eiweiß tierischer Herkunft war dabei ausgeschaltet und die Menge der Nahrung nach Kalorien und Nährstoffen der typischen Hungerkost in europäischen Konzentrations- und Gefangenenlagern angepasst. Hier die genauen Tagesdurchschnittszahlen:

Kalorien: (die 2. Zahl in Klammern entspricht jeweils 70 kg Körpergewicht)

Versuch I (120 Wintertage)   Mann 1068 Kal. (1384)
Frau 1083 Kal. (1513)
Versuch II (32 Sommertage)   Mann 729 Kal. (945)
Versuch II (81 Frühlingstage) Mann 882 Kal. (1143)

Dazu sei bemerkt, dass die Hungergrenze bei sitzender Lebensweise und 70 Kilogramm Körpergewicht nach der Eidgenössischen Kriegsernährungs-Kommission bei etwa 2150 Kal. angenommen wurde und sich bewährt hat und dass der heutige Durchschnittsverbrauch Erwachsener bei zunehmender Bewegungsarmut zwischen 3200 und 3300 Kal. liegt! Ferner ist zu berücksichtigen, dass der Bedarf bei geringem Körpergewicht wegen der relativ größeren Körperoberfläche als im Verhältnis etwas größer anzunehmen ist.

Eiweiß:	Versuch I	Mann 28,9 (37,4) g
		Frau 27,8 (40,5) g
	Versuch II	Mann 22,5 (29,2) g
	Versuch III	Mann 30,9 (40,0) g

Richtlinien der Eidgenössischen Kommission für Kriegsernährung (EKKE): 60 g bei sitzender Lebensweise, davon die Hälfte tierischen Ursprungs.

Fett:	Versuch I	Mann 8,4 (11) g
		Frau 8,0 (11,7) g
	Versuch II	Mann 7,6 (9,8) g
	Versuch III	Mann 8,6 (11,2) g
	(EKKE: 50 g)	

Kohlehydrate:	Versuch I	Mann 211 (273) g
		Frau 207 (301,8) g
	Versuch II	Mann 139 (180) g
	Versuch III	Mann 164 (212,6) g

Dazu ist insbesondere auch zu bemerken, dass Dr. Kuratsune und seine Frau während der Versuchszeiten keineswegs der Ruhe pflegten, sondern dass der Mann seine volle Labor- und Berufsarbeit und die Frau den Haushalt besorgte und überdies einen Säugling fast voll an der Brust stillte!

Das an sich geringe Körpergewicht der beiden schlanken Personen ging dabei jeweils in den ersten zehn Tagen um 14 bis 14,5 Prozent zurück, um dann aber stabil zu bleiben, nachdem der Organismus sich auf die äußerst sparsame und wirkungsvolle Nahrungsverwertung (Ernährungsökonomie) umgestellt hatte. Auch die Eiweißbilanz sank zuerst ab, erreichte dann aber ein Dauergleichgewicht. Der Körper konnte bei einem um etwa 15 Prozent verminderten Grundstoffwechsel die Körperwärme im Innern normal aufrechterhalten.

Und nun die Hauptsache: Diese Ernährung, die nach den in den Hungerlagern gewonnenen Kenntnissen aus Kalorien- und vor allem Eiweißmangel – dazu noch ohne alles tierische Eiweiß – unbedingt zu schwerem Hungerödem hätte führen müssen, ließ in Wirklichkeit jeweils die Blutwerte[3] nicht absinken, sondern sogar erheblich ansteigen und nie unter die Norm sinken. Am stärksten stiegen sie beim zweiten Versuch, also bei der niedrigsten Eiweiß- und Kalorienzufuhr. Wie war das möglich? Was diese Hungerkost von der Lagerkost in den Hungerzeiten unterschied, war ihre Unerhitztheit, also Frischqualität, und, wie man heute weiß, gute Eiweißkombination.

»Lebensfrische Pflanzennahrung«, so schloss Kuratsune, Bircher-Benner bestätigend, »muss also offenbar einen bisher unberücksichtigten und noch zu erforschenden Faktor enthalten, der die Entwicklung der Blutarmut in ihr Gegenteil umkehrt. Kein Zeichen krankhafter Blutveränderung wurde gefunden trotz der Beschränkung auf so wenig und dazu rein pflanzliches Eiweiß.« Ebenso verhielt es sich mit der Fähigkeit des Blutes, Infekte abzuwehren, und mit dem Ausbleiben der Wassersucht (»Hungerödem«). Statt zu sinken, stieg sogar die Kampfkraft des Blutes gegen Krankheitserreger offenbar; denn selbst bei dem langen Winterversuch, als allerhand Influenza umging, blieben die Versuchspersonen heil und arbeitsfähig.

Diese so unglaublich erscheinenden Ergebnisse wurden von Kuratsune unter Leitung von Mizushima, aber auch durch eine Gegenprobe auf ihre Stichhaltigkeit geprüft. In der Versuchszeit III (81 Tage vom Spätwinter bis zum Frühsommer) wurde mittendrin eine kürzere Periode eingeschaltet, in welcher dieselbe Nahrungsart und -menge vorher eine Zeit lang auf 100 °C erhitzt wurde, und da zeigte es sich, dass bei dieser gekochten Hungerkost prompt das Hungersyndrom mit allen seinen Symptomen eintrat, um aber nachher, bei der Rückkehr zur unerhitzten Versuchskost, rasch wieder zu verschwinden.

Noch ein interessanter Umstand ist zu bemerken: Der japanische Gemüsebau verwendete nicht wenig Menschenjauche. Im Korea-Krieg, der gerade damals herrschte, ließen die Amerikaner deshalb in Japan größere Wasserkulturen anlegen, um ihre Truppen per Lufttransport mit hygienischem Frischgemüse statt Marktgemüse zu versehen. Kuratsune aber verwendete normales Feld- und Gartengemüse und war deshalb genötigt, es zu desinfizieren. Zu diesem Zwecke ließ er es jeweils ganz kurz in siedendes Wasser tauchen. So erreichte er genügende Desinfektion, aber offenbar ohne die spezifische Wirksamkeit der »Lebensfrisch«-Qualität zu beeinträchtigen.

Ein Hauptwert dieser (unter zuständiger Kontrolle von Prof. Mizushima und Prof. Yasuda durchgeführten) Versuche liegt in der Demonstration des sogar in einem so extremen Falle entscheidenden Einflusses der Frischqualität, wie Bircher-Benner sie in *Food Energy* mit dem zweiten Hauptsatz der Energielehre begründet hatte, ein zweiter in der Demonstration der sehr weit gehenden Ökonomisierfähigkeit des Stoffwechsels, die sich zur Zeit der Frühmenschen bewährt haben muss, als die Ernährungsmöglichkeiten der Sammler zwischen momentanen Überfluss- und oft längeren Mangelzeiten wechselten. Selbst die Fähigkeit zur Muskelarbeit war bei Dr. Kuratsune in hohem Grade ökonomischer geworden. Während der ganzen Versuchsdauer konnte er seine normale Tagesarbeit durchführen, wobei, wie er schreibt, seine und seiner Frau Bewegungen »eigenartig leicht, flink und geschickt wurden«. Als Drittes kam hinzu, dass seine Frau imstande war, ihren Säugling fast die ganze Zeit selbst zu stillen.

Es war zu erwarten, dass diese umwälzenden Ergebnisse in Europa größte Beachtung fanden und alsbald deren Nachprüfung, Wiederholung und Weiterentwicklung unter unseren Verhältnissen an europäischen Universitäten unternommen wurde; denn die auf Wahrheit ausgehende Wissenschaft schaut sich ja in der Welt um, wo immer ernsthaft geforscht wird, und Kuratsunes Bericht war nicht nur in englischer Sprache erschienen, sondern auch in der Ärztezeitschrift *Hippokrates* (September 1952, Stuttgart) in deutscher Sprache. Aber nichts dergleichen geschah. Gar nichts. Die Sache passte eben ganz und gar nicht ins Konzept. Sie verschwand im »Geheimarchiv der Ernährungslehre«. Es erschien klüger, sie zu verschweigen, als einen Widerlegungsversuch zu unternehmen. Für die zu neuem Wohlstand aufsteigende westliche Welt wäre eine Bestätigung nur peinlich gewesen, und für die Entwicklungshilfe hätte sie zwar auf den Weg zu wirklicher Hilfe führen können aber – aber das ganze Geschäft verdorben.

Prof. Kuratsune steht in einem Brief, den er am 6. Oktober 1964 an uns richtete, zu seinen Ergebnissen und bemerkt dazu, dass es ihm natürlich nicht darum gegangen sei, eine solche Kost als Volksernährung vorzuschlagen. Er erachte es aber nach wie vor als ideal, ein verlängertes Leben in Gesundheit durch Einnahme relativ geringer Nahrungsmengen hauptsächlich pflanzlichen Ursprungs und hitzeunverdorben zu erstreben. Das ist auch unsere Meinung.

Und doch – müssten die Ergebnisse dieser Versuche nicht zum Elementarwissen eines jeden gehören, der sich mit Ernährung und Gesundheit befasst?

---

1 »Experiment on Low Nutrition with Raw Yegetables«, von Dr. med. Masanore Kuratsune, Institut von Prof. M. Mizushima, Universität Kyushu, Japan. *Kyushu Memoirs of Medical Sciences*, vol. 2, Nr. 1–2, June 1951.

2 *The Essential Nature and Organisation of Food Energy, and the Application of the Second Principle of Thermo-Dynamics to Food Value and its Active Force.* By M. Bircher-Benner, M. D., London 1939. – Französische Ausgabe (noch lieferbar): *De la nature et de l'organisation de l'energie nutritive*, Presses Universitaires de France. Paris 1939. Durch den Bircher-Benner-Verlag, CH-8703 Erlenbach ZH, und D-638 Bad Homburg v. d. H. deutsche Ausgabe: *Vom Wesen und von der Organisation der Nahrungsenergie*, Stuttgart 1936 (vergriffen).

3 Erythrozyten, Hämoglobin und Plasmaeiweiß.

Organverpflanzung und Krebsabwehr
(1971)

Im Springer-Verlag (New York) ist ein Buch erschienen – *Malignant Tumors in Organ Transplant Recipients*, von Israel Penn, Chirurgieprofessor an der Medizinischen Fakultät von Colorado (Dr. 6. 60) –, das den Nachdruck beim Krebs auf die Bedeutung der körpereigenen Abwehr legt. Die Zunahme der Krebshäufigkeit hänge mit der Abwehrlage zusammen. Noch etwas geht aus dem Buch hervor: Die Immunsuppressoren, die bei der Organverpflanzung (zum Beispiel von Nieren) verabreicht werden müssen, um die Ausstoßung des Fremdorgans durch den Organismus zu verhindern, verschlechtern die Abwehrlage so, dass vorhandene Krebsgeschwülste – ob bekannt oder nicht – beschleunigt zu wachsen beginnen. Malignität sei der Preis, der für Organverpflanzung bezahlt werden muss.

Größte Lebensleistung mit geringster Nahrungsmenge

Ergebnisse der McCay-Forschergruppe an der Cornell-Universität

Prof. Dr. Clive M. McCay, zeitweise Präsident der American Nutritionists, Leiter des Tierernährungsinstituts an der Cornell University, Ithaca N. Q., Träger der Bircher-Benner-Medaille:
»Diet and Ageing», in *Vitamins and Hormones*, VII/1949.
»Chemical Aspects of Ageing and the Effect of Diet upon Ageing«, in *Problems of Ageing*, 2nd ed. 1942.
»Effects of Restricted Feeding upon Ageing and Chronic Diseases in Rats and Dogs«, in *Amer. Journal of Public Health*, 37/5, 1947.

Die Zwillingskälber-Fütterungsversuche von Wiad, Stockholm, ergaben (siehe dort, S. 82), dass überfütterte Tiere (140 Prozent der »Norm«) früher reifen und altern sowie eine wesentlich kürzere Ertragsdauer und einen wesentlich kürzeren Ertragsnutzen haben als »unterfütterte« (60 Prozent der »Norm») und dass jene Nahrungsmenge, die den größten Ertrag an Milch ergibt, 40 Prozent unter der »Norm« und 55 Prozent unter der Höchstfuttermenge liegt (siehe dort, Seiten 76/77).

Bemerkenswerter noch sind die abschließenden Forschungsberichte der McCay-Gruppe über deren zwanzigjährige Forscherarbeit. Ziel war die Abklärung der Frage, ob Lebensweise und insbesondere Ernährung imstande sind, die Lebensdauer zu erhöhen und sogenannte Alterskrankheiten zu verhindern. Die Cornell-Universität hat einen großen Namen, weshalb diesen Ergebnissen besonderes Gewicht zukommt.

Gleich zu Beginn stieß McCay auf erstaunliche Tatsachen, wie er schreibt: »Die Bemühungen der gesamten Ernährungsforschung waren bisher auf die Erforschung der ersten Lebenshälfte der Lebewesen gerichtet; die zweite Lebenshälfte hingegen wurde vernachlässigt, obwohl gerade sie für das Wohl der Menschen von Bedeutung ist ... Die Wachstumsgeschwindigkeit ist allzu leicht als Beweis für die Güte einer Ernährung angesehen worden ... Manche der heute für den Erwachsenen geltenden Ernährungslehren sind fragwürdig, weil sie auf Analogieschlüssen, die aus der Ernährung heranwachsender Tiere abgeleitet wurden, beruhen. Die Ernährungslehren pflegen Kompromisse darzustellen zwischen hergebrachten Gewohnheiten und Befunden in Tierversuchen im Wachstumsalter ... In der gesamten Ernährungslehre der offiziellen Medizinschulen herrscht als fraglose Voraussetzung die Auffassung, der Organismus müsse von der Wiege bis zur Bahre mit Überschüssen von Nahrung versorgt werden.«

Bei dieser Neigung der Forschung, ihre Kenntnisse aus Nutztieruntersuchungen zu gewinnen und die dort vorhandenen Zielsetzungen auf die menschliche Ernährung zu übertragen, werde zu wenig bedacht, dass es die Kosten der Endprodukte sind, welche bei der Nutztierhaltung entscheiden. Es heißt da: Wie viel Lohn und Futter erfordert das Kilo Fleisch oder der Liter Milch? Und da die meisten Fleisch- und Milchtiere geschlachtet werden, bevor sie ein Drittel ihres Lebensablaufs hinter sich haben, werden bei diesen Untersuchungen fast nur jene Faktoren berücksichtigt, die auf Futterverwertung und Lebenshaltung bis zum Schlachttag Einfluss haben. Beim Menschen dagegen bestehe das Ernährungsziel im Gegensatz dazu in bester Leistungsfähigkeit während der ganzen, möglichst langen Lebensdauer, und das ist etwas ganz anderes. Doch selbst bei Milchtieren würde eine Wiederverlängerung der Nutzdauer, die von 20 auf drei bis fünf Jahre zurückgegangen sei, unmittelbaren Nutzen bringen können (wie die WIAD-Ergebnisse, S. 82, dartun).

Die Arbeitsgruppe Prof. Clive M. McCays begann ihre Großversuche mit weißen Mäusen und anderen Tiere im Jahre 1930, wobei sie im Laufe der beiden folgenden Jahrzehnte eine immer gründlichere Untersuchungstechnik herausarbeitete. Weiße Ratten – das meistverwandte Versuchstier – erreichen ein Alter von etwa 600 Tagen und leiden – in Gefangenschaft, aber gut gehalten – leicht an Lungen-, Ohren-Entzündungen und Geschwülsten, denen manche vorzeitig erliegen. McCay konnte diese »übliche Lebensdauer« fast verdoppeln und die Anfälligkeit für Krankheiten fast ganz zum Verschwinden bringen. Er erreichte das mit einer Ernährung, die einerseits ausgesprochen reich an Wirkstoffen (Vitaminen, Enzymen, Spurenelementen usw.), andererseits so arm an Nahrungsstoffen oder eigentlichen Kalorienträgern – Eiweiß, Fett und Kohlehydrate – war, dass die Tiere immer etwas hungrig blieben und in ihrem Wachstum verzögert wurden. Am meisten wurde in diesem Sinne erreicht, wenn diese Ernährungsweise mit der Entwöhnung der Jungtierchen einsetzte. Selbst nach 900 Tagen, also nach Überschreitung der üblichen Lebensdauer um die Hälfte, holten die Tiere ihr verschobenes Auswachsen noch spielend nach, wenn die Nahrungsmenge vergrößert wurde. Zwar wurden sie nicht mehr ganz so groß und schwer wie die von Anbeginn reichlich gefütterten Kontrolltiere, aber die so spät ausgewachsenen Ratten-Greise waren verblüffend beweglich, jugendlich, frisch und hübsch, mit glänzendem Fell und weichen Formen, ja sie waren, besonders wenn die Knappernährung weitergeführt wurde, statt auf reichlichere Verpflegung überzugehen, in diesem »Methusalemalter« sogar noch zeugungsfähig und überdies fast frei von Krankheiten! Und sie lebten noch 200 Tage weiter. Eine von ihnen wurde sogar 1456 statt 600 Tage alt, was beim Menschen etwa einem Alter von 150 Jahren entspräche.

Es war auch nicht so, dass diese Tiere in der langen vorangehenden Zeit der »Hungerkost« (bis zum 900. Tag) etwa lahm, leistungsreduziert und halblebendig gewesen wären, sondern ganz im Gegenteil, betont McCay: Ihr ganzes langes Leben zeichnete sich durch Munterkeit, Unternehmungslust und gesunde Lebendigkeit aus. »Niemand hätte sagen können, dass sie zwar länger gelebt, aber weniger davon gehabt hätten. Ganz im Gegenteil!«

Wichtig ist sodann folgende Feststellung: Wenn man die

Versuchstiere zuerst reichlich ernährte und erst in der zweiten Lebenshälfte einschränkte, wurde das Leben zwar immer noch verlängert, aber nur in bescheidenem Ausmaße. »Die bedeutendsten Lebensverlängerungen wurden durch Bremsung des Wachstums (also von Anfang an) erzielt.«

Dies ist im Hinblick auf Diskussionen über den Wert und die Nachteile der Akzeleration und vergrößerten Körperlänge während unseren letzten Generationen von Bedeutung, von Bedeutung auch im Hinblick auf die weltweite Diskussion über die Arteriosklerose-Ursachen, dass McCay fand: Selbst wenn man den knapp gehaltenen Ratten reichlich Cholesterin verabreichte, reagierten sie kaum darauf mit mehr als ganz geringer und vorübergehender Erhöhung des Cholesterinspiegels.

Zu ähnlichen Ergebnissen kam Prof. M. B. Visscher (Universität Chicago) fast gleichzeitig mit McCay. Dafür stand uns allerdings nur eine *Time*-Meldung aus dem Jahre 1947 zur Verfügung, und es wären noch die Originalveröffentlichungen aufzusuchen. Mäßiger Hunger verlängerte auch bei Visscher die Lebensdauer der weißen Mäuse wesentlich. Von 144 neugeborenen weiblichen Tieren ließ er die Hälfte so viel fressen, wie sie nur mochten. Der anderen Hälfte aber gab er nur zwei Drittel der Nahrungsmengen, welche jene verzehrten. Nach den ersten 240 Tagen erhielten 26 der »unterernährten« Tiere freien Nahrungszugang. Ergebnis: Die hungrigen Mäuse waren zwar kleiner, aber aktiver, eifriger, lebendiger, bekamen weniger Krebs und andere Krankheiten und lebten länger, während von den »wohlgenährten« keine länger als anderthalb Jahre, viele der knapp ernährten aber mehr als zwei Jahre lebten. Die Hungrigen hatten zwar weniger Junge als die Überernährten; aber wenn man sie in einem Alter, in dem diese anderen bereits praktisch unfruchtbar geworden waren, auf reichliches Futter setzte, begannen die vormals Hungrigen sich rascher zu vermehren, als die Überernährten es je getan hatten.

Im Angesicht dieser Ergebnisse mag man sich daran erinnern, dass die meisten frei lebenden Tiere normalerweise den größeren Teil des Jahres »unterernährt« und dass sie vermutlich von Natur so beschaffen sind, dass sie in ihrer Anlage diesem Normalzustand und der Notwendigkeit, dabei große Anstrengungen zur Nahrungsbeschaffung zu leisten, entsprechen, allerdings wohl auch gelegentlichem starkem Übermaß viel besser gewachsen sind.

Man kann sich deshalb auch fragen, ob nicht in unserer wissenschaftlichen Ernährungslehre der Begriff »Unterernährung« zu leichtfertig angewendet wird, wo es sich oft noch gar nicht um wirkliche Unterernährung, sondern vielmehr um ökonomische Ernährung handelt, und der Begriff »Überernährung« viel zu sehr umgangen und zu wenig ins Auge gefasst wird, weil man dazu neigt, den Durchschnitt als Norm anzusehen.

McCay führte als Ergebnis seiner Forschungen den Begriff »Gesamtlebensleistung« in die Ernährungsphysiologie ein, weil sich ihm gezeigt hatte, dass auch in der Ernährung »der Tag nicht vor dem Abend zu loben« ist, wenn man wissen will, welche Qualität und Menge an Nahrung die Beste genannt zu werden verdient. Die Gesamtlebensleistung ist »Lebendigkeit plus Lebensdauer«, anders gesagt, die Summe der Entfaltungs- und Selbstbehauptungsleistungen, die ein Individuum aufgrund seiner Anlagen zwischen Geburt und Tod zu vollbringen vermag. Man wird gut tun, diesen im Grunde selbstverständlichen, aber wichtigen und vernachlässigten Begriff »Gesamtlebensleistung« im Auge zu behalten und zu betonen angesichts der Tendenz, bei Tier und Mensch einseitig die Wachstumsgeschwindigkeit während der Jugendphase als Kriterium der Nahrungsqualität zu benützen, und der Tatsache, dass die durch die modernen Fortschritte der Medizin erreichten Lebensverlängerungen weitgehend eine durch chemisch-technische Hilfen gestützte »Krückengesundheit« darstellen.

Und schließlich werden wir mit diesen Erkenntnissen und dem Begriff »Gesamtlebensleistung« dazu gedrängt, endlich den Forschergeist wieder auf die Frage der Ernährungsökonomie zu richten, welchem sich der Zeitgeist mit dem unselig-sinnwidrigen Begriff »Gesundheitswesen« immer noch verweigert.

Nach einem Ausschnitt (*Time* 1947) ließ Prof. M. B. Visscher (Universität Chicago) die Hälfte von 144 Mäusen von Geburt an nach Belieben, die andere nur zwei Drittel davon futtern: Die Schmalkostmäuse waren weniger fruchtbar, aber lebhafter, kühner, und lebten ein Viertel bis ein Drittel länger. Auf Üppigfutter umgestellt brachten sie später noch mehr Junge auf die Welt als die anderen im Ganzen.

Knappe Kost – langes Leben

Beim Durchgehen medizinischer Fachschriften findet man zuweilen etwas, das aus dem Rahmen des Üblichen fällt. So zum Beispiel den einleitenden Beitrag von M. & R. Silberberg, Universität Missouri, »Über den Einfluss der Ernährung auf die Lebensdauer« in der *Schweizerischen Medizinischen Wochenschrift*, 90/16 (16. April 1960). Die Autoren suchen die vorher in dieser Fachschrift nicht erschienene Arbeit der Clive-McCay-Gruppe (*Cornell University*) abzulehnen, die aus Tierversuchen über zwanzig Jahre die Folgerung gezogen hatten, dass eine knappe, eben genügende, vollwertige Kost zu einer erheblichen durchschnittlichen Lebensverlängerung führt im Vergleich zu einer reichlichen Fütterung.

Wir waren bisher auf keine Widerlegung von McCays Ergebnissen gestoßen, weshalb wir uns diesem Aufsatz mit besonderem Interesse zuwandten. Nach einer Plauderei über die »Auffassungen der Alten« und dem Hinweis auf einige neuere Untersuchungen – für derlei hat man immer dankbar zu sein, da man in unserer Zeit für jede Erweiterung der Kenntnisse dankbar sein muss – folgte allerdings keine eigentliche Widerlegung, sondern nur das Argument (ohne Zahlenbelege), dass die starke Lebensverlängerung der McCay'schen Versuchstiere nur in größerer Jugendsterblichkeit infolge Unterernährung begründet sein könne.

Angesichts der sehr eingehenden und gründlichen Forschungen der McCay-Gruppe wurde diese Argumentation mangels Zahlennachweis lediglich damit unterstrichen, dass die Autoren Silberberg da, wo McCay von knapp genügender, aber vollwertiger Fütterung berichtet hatten, andauernd den Ausdruck »krasse Unterernährung« gebrauchten. Wäre die Jugendsterblichkeit größer gewesen, so hätte McCay dies bei dem zwanzigjährigen Versuch nicht entgehen können, und er hätte es auch nicht unterlassen, das zu erwähnen. Wohl aber erwähnte er, dass die knapp ernährten Tiere langsamer heranwuchsen. Die Argumentation der Silberbergs wurde auch dadurch fragwürdig, dass sie in dem umfangreichen Verzeichnis der von ihnen berücksichtigten Forschungen ausgerechnet jene Arbeiten ausließen, welche McCays Ergebnisse bestätigten, nämlich jene von Vissher (Universität Chicago) und Hannson (Forschungsstation Wiad/Stockholm).

Der Schwerpunkt liegt nach McCay in der Vermeidung von Überernährung vom Beginn des Lebens an und im Training des Stoffwechsels auf größtmögliche Ökonomie, auf beste Nahrungsverwertung. Das ist den Silberbergs völlig entgangen. Wenn sie am Schluss befriedigt feststellen, »dass Unterernährung die Lebensdauer bestenfalls nicht herabsetzt, keinesfalls aber günstig beeinflusst«, so drücken sie zwar eine Selbstverständlichkeit aus, insofern von echter Unterernährung die Rede sein kann, aber schreiben an den Ergebnissen von Cornell, Chicago und Wiad vorbei. Das ist ein unwissenschaftliches Vorgehen, ein Trick.

Als Streiflicht sei folgende Bemerkung aus dem Artikel erwähnt: »Da Ratten bei erhöhter Eiweißzufuhr leicht in negative Kalkbilanz geraten und an Kalkmangelkrankheiten zugrunde gehen ...«. Auf die Menschen übertragen bedenke man die durchschnittlich bei uns Eiweißüberernährten so schlechte Kalkbilanz trotz reichlicher Kalziumzufuhr und die wohlausgeglichene Kalkbilanz sowohl bei den Bantu (Untersuchung der Walker-Gruppe) als auch bei den javanischen Reisbauern (Untersuchung von van Veen und Postmus).

»Diätkur« für Krankenhäuser

Hessens Sozialminister H. Schmidt habe 210 öffentlichen Krankenhäusern Hessens eine strenge Diätkur verordnet, berichtet der Frankfurter Korrespondent den *Schorndorfer Nachrichten*, wie wir einem Zeitungsausschnitt (August 1975?) entnehmen. Er will eine Preissenkung um zehn Prozent durchsetzen. Wenn die Pflegesätze so fürchterlich in die Höhe geschnellt sind, sei das nicht zuletzt, wie eine Überprüfung ergeben habe, einer »Klinik-Krankheit« selbst zu verdanken, die darin bestehe, dass sie »aus dem Vollem wirtschaften«: personelle Überbesetzungen. Schwestern weigern sich, in anderen Abteilungen mit größerem Arbeitseinfall auszuhelfen, wenn sie selbst nicht voll ausgelastet sind. Keine verbindlichen Medikamentenlisten mit der Folge, dass unnötig teure Medikamente verschrieben werden. Fehlende Kommunikation, mangelhafte Abstimmung, Doppelkompetenzen. Fünfzehn verschiedene Arbeitszeiten: »Keiner kann kontrollieren, wer wann im Dienst zu sein hat.« Personalkindergarten mit fünf hauptamtlich angestellten Kindergärtnerinnen, aber nur achtzehn Kinder usw.

Wie aber, und das wird nicht erwähnt, wäre es, wenn auch für die Patienten eine strenge Diätkur verschrieben würde, statt sich allzusehr ihren oft üppigen Wünschen und Ansprüchen anzupassen? Damit könnten wohl sowohl Kosten gesenkt als auch unbegründeter Zudrang abgehalten und vor allem bessere Erfolge erzielt werden. Aber ein Minister, der solches durchsetzen wollte, würde geköpft und geschleift oder doch so vielen Widerständen und Querschlägen begegnen, dass er selbst ins Krankenhaus müsste.

Größter Milchertrag mit knappster Fütterung!

Die Fütterungsergebnisse von Wiad (Stockholm)

»Feeding Experiments in Identical Twins«. From the Institute for Domestical Animal Improvement at Wiad (Stockholm). Prof. Dr. Artur Hansson. Oktober 1956.

Seit 1941 wurden in Wiad bei Stockholm eine Reihe von langfristigen Versuchen durchgeführt im Hinblick auf den Einfluss von mehr oder weniger reichlicher Ernährung der Jungtiere auf die wirtschaftlich wichtigen Qualitäten, um zu entscheiden, in welchem Grade ererbte Qualitäten durch Umwelteinflüsse, insbesondere kräftige Ernährung, geändert werden können.

Das Experiment I umfasste neun Zwillingspaare. Die eine Gruppe wurde bis zum ersten Kalben knapp und spärlich, die andere reichlich forciert gefüttert. Der Ersten führte man 1928, der Zweiten 2705 Kalorien am Tag zu während der ersten 27 Monate. Die zweite Gruppe erhielt unter anderem konzentrierteres Futter (Futterkuchen). Das Experiment II begann 1943 mit acht Zwillingspaaren bei etwas geringerem Mengenunterschied (2196 gegen 3480 Gramm).

Da die Ergebnisse nicht mit der herrschenden Auffassung im Einklang ausfielen, wonach reichliche Kraftfütterung von Jungtieren für befriedigende Konstitutionsentwicklung, Fruchtbarkeit, Milchertrag und Ertragsdauer als zweckmäßig und erforderlich galten, wurden die folgenden zwei Experimente mit 16 und 27 Zwillings-Kälberpaaren unternommen, die in 45 Gruppen aufgeteilt wurden.

Die Ergebnisse der verschiedenen Fütterungsintensität waren bei allen Paaren gleich, obwohl es sich um solche von sehr verschiedenen Viehtypen handelte, von ausgesprochenen Milch- bis zu Masttypen. Es darf deshalb mit Recht geschlossen werden, dass die Resultate einen hohen Grad allgemeiner Gültigkeit haben.

Insbesondere ging daraus hervor, dass intensiv gefütterte Tiere früher reifen, aber auch vorzeitig altern und insgesamt eine kürzere Ertragsdauer aufweisen. Das Gesetz des sinkenden Ertrags gilt also auch für den Wachstumsprozess.

Milchertrag: Den größten Milchertrag erbrachte jene Gruppe, die nur 60 Prozent der als Norm geltenden Futtermenge erhielt, während jene, die 100 Prozent und 140 Prozent der Normmenge gefüttert erhielten, 100 und 539 Kilogramm weniger Milch gaben. Für die folgenden Laktationsperioden waren die Ergebnisse wie folgt:

Fütterung 60 Prozent der Norm: 3643 kg Milch
Fütterung 100 Prozent der Norm: 3177 kg Milch (466 kg weniger)
Fütterung 140 Prozent der Norm: 2623 kg Milch (1020 kg weniger)
Etwas höher war hingegen bei intensiver Fütterung der Fettgehalt. Dabei war die Mineralstoffergänzung für alle Gruppen gleich gehalten.

Offensichtlich werden die Vorteile knapper Fütterung mit dem Älterwerden in wachsendem Ausmaß fühlbar.

Auch die Ertragsdauer der Milchtiere erwies sich bei den Wiad-Versuchen durch die Intensivierung der Fütterung als beeinträchtigt. Knapp gefütterte Tiere lebten 95 Monate, ihre überfütterten Zwillinge aber nur 75 Monate, bis ihre Produktionsperiode zu Ende ging. Dieser Unterschied in der Lebensdauer und in der Leistungsdauer ist offenbar der Überforderung zuzuschreiben, die dem Gesamt-Organismus durch die Überfütterung zugemutet wird.

In den Versuchen III und IV wurde auch ein großer Unterschied in der Atmungs- und Pulsgeschwindigkeit der Tiere festgestellt: bei 60-prozentiger Fütterungsintensität 19,0 und 72,2, bei 100-prozentiger 25,8 und 76,2 und bei 140-prozentiger 29,3 und 81,7.

Ähnliches hatte bekanntlich schon vorher Clive M. McCay (*Cornell*) in zwanzigjährigen intensiven Versuchen mit weißen Mäusen und anderen Tieren festgestellt und hat Zwicky (Zürich) der schweizerischen Milchwirtschaft vorgeführt. Es handelt sich also um Nachweise des Ökonomiegesetzes der Ernährung, das nach McCay wie folgt zu fassen ist: Gesamtlebensleistung und Gesundheit werden am größten bei einer Nahrungsmenge, die den physiologischen Bedarf gerade deckt oder nur unwesentlich überschreitet. Jeder andauernde Überschuss beeinträchtigt sie, statt sie zu mehren.

Japan 1969

Japan: »Der Kalorienbedarf Japans beträgt im Vergleich zu Deutschland, England und Frankreich nur 77,5 Prozent. An Fleisch, Eiern und Fisch konsumiert man sogar nur 46,7 Prozent, während der Verbrauch an Gemüse bei 121,6 Prozent liegt« (»Robert Jordan berichtet« im *Wiener Kurier*, Oktober 1969). »Jetzt wird klar, weshalb Japan geistig und wirtschaftlich nicht vorankommt und so weit hinter dem Westen zurückbleibt.« Nach allgemeiner Auffassung müssten sie doch viel mehr tierisches Eiweiß zu sich nehmen, um uns auch nur einigermaßen in der Entwicklung folgen zu können. Übrigens ist »Kalorienbedarf« gut gesagt. Der Kalorienbedarf wechselt offenbar je nach dem Meridian: Wir haben fast 50 Prozent mehr Kalorien nötig, weil wir auf dem zehnten statt auf dem 140. Meridian wohnen ...

Prof. Eimers
Rohkost-Sportstudenten

PD Dr. med. Karl Eimer (später ord. Professor) an der Medizinischen Klinik von Prof. Schwenkenbecher der Universität Marburg in der *Zeitschrift für Ernährung*, Juli 1937, Joh. Ambr. Barth, Leipzig.

Ob reine, einseitig pflanzliche Rohkost zu körperlichen Hochleistungen im Sport befähige – dieser Frage galt der Sportstudentenversuch von Eimer. Dem Experiment unterzogen sich drei körperlich gesunde, kräftige, jugendliche Sportstudenten, von denen besonders zwei über höchste körperliche Leistungsfähigkeit verfügten und in mehreren Sportzweigen Spitzenleistungen erbracht hatten. Diese drei Versuchspersonen waren an die landesübliche gemischte, eiweißreiche und rohkostarme Normalkost gewöhnt, und bei dieser trainierten sie sich zunächst in einer Vorperiode auf ihre sportlichen Bestleistungen. Der Versuch sollte nun ergeben, ob sie diese Bestleistungen bei reiner Rohkost durchzuhalten vermöchten, also ohne dass das Training dabei noch eine Rolle spielen konnte. Die Normalkost, an die sie gewöhnt waren, führte im täglichen Durchschnittswert etwa 100 g Eiweiß, 150 g Fett, 230 g Kohlehydrate, 14,5 g Kochsalz, 2100 g Wasser und 3160 Kalorien zu (Durchschnittswerte).

Während der Vorperiode und selbstverständlich gleichermaßen während der Versuchsperiode wurde das Allgemeinbefinden sorgfältig beobachtet und mit genauesten Stoffwechselbilanzen geprüft, so auch während der abschließenden kurzen Normalkostperiode. Die Nahrungsmengen und auch die Ausscheidungsmengen (Stuhl und Urin) wurden so sorgfältig wie möglich erfasst.

Die sportlichen Leistungen bestanden in Langstreckenlauf, Rudern, Wasserspringen und Geräteturnen und wurden genau überwacht, Rudern und Laufen mit der Stoppuhr zeitlich kontrolliert. Es handelte sich also sowohl um Dauer- als auch um Kraft- und Geschicklichkeitsleistungen.

Nun die Versuchsnahrung: Sie war von einer Kühnheit, zu welcher anzuraten wir kaum gewagt hätten. Nach der Vorperiode, also auf der Trainingshöhe, erfolgte von einem Tag auf den andern ein völlig unvermittelter Übergang auf Rohnahrung, die den Versuchspersonen ganz ungewohnt war: Obst, Gemüse, Nüsse, ganz unerhitzt und frisch, zubereitet mit Beigabe von äußerst geringen Mengen von Milch und Ei, soweit dies zum Schmackhaftmachen nötig erschien. Dabei wurde die Eiweißmenge pro Tag von 100 auf nur etwa 50 g fast rein pflanzliches Eiweiß halbiert und die Kochsalzmenge von 14,5 auf 2,5 g am Tag vermindert, während die Kalorienmenge ungefähr gleich hoch gehalten wurde (um 3150 Kal.)

Dieses Experiment hätte, so ist man zu sagen versucht, wohl kaum besser angelegt werden können, wenn man darauf ausgegangen wäre, die Frischkost als für Sporthochleistungen untauglich zu erweisen. Noch niemand hatte so etwas erprobt oder auch nur vorzuschlagen gewagt. Dazu kam die Zumutung eines plötzlichen Übergangs ohne jede Angewöhnung bei völlig Ahnungslosen, in den allgemeinen Ernährungsbegriffen befangenen jungen Leuten mit den erfahrungsgemäß bei so starkem und unmittelbarem Wechsel zu erwartenden Übergangsschwierigkeiten.

Tatsächlich kam es bei allen drei Versuchspersonen zu einem Gewichtsverlust von 1,5 kg, der nach Rückkehr zur Normalkost rasch wieder aufgeholt wurde, und es stellten sich in den ersten Tagen »gewisse körperliche Missempfindungen« ein, »die aber bald schwanden und dem normalen Wohlbefinden wichen«.

Nun die sportlichen Ergebnisse: »Ein Nachlassen der sportlichen Leistungen war bei keinem der Studenten nachweisbar; bei einem von ihnen besserten sie sich mit dem körperlichen Wohlbefinden sogar. Besonders fiel dies im Geräteturnen auf, wo er Resultate erzielte, wie er sie im ganzen Jahr weder vorher noch nachher erreichte.«

Und nun die Stoffwechselergebnisse: »Das Stoffwechselgleichgewicht erhielt sich während der Rohkostperiode konstant, ja es zeigte sich sogar meist ein minimaler Stickstoffansatz (Verbesserung der Eiweiß-Bilanz). Die Ausnützung der Rohkostnahrung war verhältnismäßig gut, ebenso die Bekömmlichkeit. Die Aufnahme der notwendigen Kalorienmengen in Form von Rohnahrung machte keinerlei Schwierigkeiten. Die Rohkost nahm den Organismus kaum wesentlich anders in Anspruch als eine Normalkost, belastete vor allem den gesamten Verdauungstrakt keineswegs. Es traten weder Blähungen noch Durchfälle noch sonstige Verdauungsstörungen auf.« Die Angaben über vermehrtes Wohlbefinden und die bessere Leistungsfähigkeit wurden durch Prof. Eimer aus dem Absinken des Säureüberschusses im Harn und dem sehr beachtenswerten Ansteigen der Alkalireserve des Blutes (um etwa 20 Prozent) erklärt sowie aus der Befreiung des Organismus von einem nicht unerheblichen Wasserballast (Gewichtsrückgang!). Die Ausnützung des pflanzlichen Eiweißes – bei halber Gesamtmenge – erwies sich als kalorisch und mengenmäßig etwas ungünstiger als jene des tierischen Eiweißes, wenn der Unterschied auch lange nicht den Erwartungen entsprach. Qualitativ war sie aber bedeutend günstiger, denn »es vermochte der Organismus mit auffallend niedrigen Eiweißmengen von zumeist pflanzlicher Herkunft hauszuhalten und auszukommen«.

Dass der Versuch Eimers auf drei Versuchspersonen beschränkt war, verbietet weitergehende Schlussfolgerungen, vermindert aber keineswegs den Wert des Experiments, das so viele weitverbreitete und von Autoritäten vertretene Auffassungen derart eindeutig widerlegte, dass eine umfangreichere Kontrolle sich für eine wissenschaftliche Welt, die etwas auf sich hält, aufdrängte. Die Ergebnisse waren in einer bekannten Fachschrift erschienen, die sich durch Sachlichkeit und Unvoreingenommenheit auszeichnete. Aber nichts dergleichen geschah. Umso mehr muss heute, nach mehr als 40 Jahren, darauf gehalten werden, dass der Eimersche Sportstudentenversuch in größerem Maßstab und mit heutigen Kontrollmitteln wiederholt wird.

Arbeiten von Prof. Dr. Eimer über Rohkostprobleme

Rohkoststudien:

I. Mitteilung: »Der Einfluss der Rohkost auf den Wasser- und Kochsalz-Haushalt des Gesunden«, *Zeitschrift für experim. Med.*, 69, 1930, H. 5/6, S. 679.

II. Mitteilung: »Die Rohkostbehandlung des dekompensierten Kreislaufes«, *Zeitschr. f. klin. Med.*, 1930, Bd. 112, H. 5/6, S. 477.

III. Mitteilung: »Die Bedeutung der Rohkost für die diätetische Behandlung des Nierenkranken«, *Zeitschr. f. klin. Med.*, Bd. 113, H. 2, S. 224.

»Kochsalzarme Ernährung und Magensekretion«, *Deutsch. Med. Wo.*, 1930, Nr. 24.

»Rohkost bei Nierenkrankheiten«, *Zeitschr. f. d. ges. phys. Therapie*, 1930, H. 6, S. 277.

Rohkoststudien: IV. Mitteilung: »Rohkost als Entfettungsdiät«, *Zeitschr. f. klin. Med.*, 1930, Bd. 114, H. 4/5, S. 522–537.

»Rohkost als Heilnahrung«, *Die Med. Welt*, 1931, Nr. 6 und 7.

»Ist die Rohkosternährung ein therapeutischer Fortschritt?«, *Fortschr. d. Therapie*, 1931, H. 1, S. 1–5.

»Inwieweit ist eine Beeinflussung des Säurebasenhaushaltes durch Rohkost möglich?«, *Verhandl. d. Congr. f. inn. Med.*, 43. Congr. 1931, S. 163.

Ernährungsmoden Gesundheitslehrer, 1932, H. 3, S. 206.

»Ernährungs- und Diätprobleme«, *Ergebn. D. ges. Med.*, Bd. 17, 1931, H. 1/2, S. 41–112.

»Indikationen der Rohkosternährung«, *Klin. Wo.*, 1932, S. 203–206.

»Der Eiweißstoffwechsel unter Rohkost bei gleichzeitigem sportlichem Training«, *Zeitschr. f. exp. Med.*, 1932, Bd. 81, S. 703–727.

»Rohkost und Wärmeregulation«, 1932, *Deutsch. Arch. f. klin. Med.*, Bd. 173, S. 314–329.

»Der Einfluss der Ernährung auf die Oxalsäureausscheidung und den Kolloidschutz des Harns beim Menschen«, *Zeitschrift f. klin. Med.*, 1932, Bd. 122, H. 1/2, S. 1–22.

»Eine einfache und praktisch verwendbare kochsalzfreie Diät«, *Fortschr. d. Therapie*, 1933, H. 4, S. 201–205.

Hindhede

Mikkel Hindhede, Sohn eines Bauern in Jütland (Dänemark), bestand in den 1880er-Jahren sein Doktorexamen an der Universität Kopenhagen mit einer Auszeichnung, wie sie so ehrenvoll seit fast 50 Jahren nicht mehr erteilt worden war. Man setzte in akademischen Kreisen große Hoffnungen auf den jungen Arzt. Aber statt seine Fähigkeiten in den Dienst der Fakultät zu stellen, nahm er die Landarztstelle seines Heimatdorfes an. Etwas später wurde er als Leiter des neuen Skanderborg-Spitals berufen. Er nahm diese ehrenvolle Stelle zwar an, aber erfüllte die Aufgabe auf ungewöhnliche Weise, indem er selten Medikamente verabreichen ließ und nur ausnahmsweise operierte. Sein Verhalten rief bei manchen Kollegen Ärgernis hervor und zog ihm Vorwürfe zu. Aber er erwies sich als ein unbestechlich selbstständiger Kopf. Die Medikamentenrechnungen waren um 75 Prozent niedriger als anderswo, und obwohl er bei Blinddarmentzündungen nie operierte, hat er dennoch in 17 Jahren keinen einzigen Fall verloren. Als die Ärzteschaft Dänemarks die Forderung erhob, er müsse zurücktreten, sagte er in seiner Verteidigungsrede: »Es scheint, dass es Ihnen besser gefallen hätte, wenn ich mein Spital so schlecht geführt hätte, dass viermal mehr Patienten gestorben wären«, und da seine sieben Ärzte keine Klage wider ihn hatten und das Krankenhaus besonders gute Ergebnisse aufweisen konnte, musste die Anklage fallen gelassen werden.

Mikkel Hindhedes Vater war ein prächtiger Kerl gewesen, einfach, selbstständig und charaktervoll. Er hatte nicht viel von Medikamenten gehalten und den Jungen schon früh gewarnt: »Bester Mikkel, du darfst nicht rauchen, du darfst nicht trinken noch irgendwem bürgen!« Als Mikkel dann in der Physiologie-Vorlesung hörte, dass der Mensch einer täglichen Eiweißzufuhr von 118 g bedürfe, sagte er sich: Dann habe ich ja bisher ganz verkehrt gelebt. Die Kost, die mich mein Vater gelehrt hat, war ja gefährlich falsch. Wie ist es möglich, dass er, die

Mutter und ich selbst dabei so zäh und gesund geworden sind? Ich will jetzt aber mehr Fleisch essen, dann werde ich stärker. Er aß fortan viel mehr Fleisch, wurde dabei aber seltsamerweise immer schlapper. Darauf hielt er es wieder wie vorher mit wenig Fleisch und nahm, noch als Leiter des Krankenhauses in Skanderborg, den Selbstversuch auf, um zu sehen, mit wie wenig Eiweiß der Mensch sich wohl und kräftig fühlen könne. Er machte den Versuch ganz für sich ohne alles Aufheben. Wie zu Hause hielt er sich dabei auch an die Nahrung der Jahreszeit und lebte zum Beispiel im Juni/Juli vorwiegend von neuen Kartoffeln, Milch und viel Erdbeeren. Dabei stellte er seine tägliche Eiweißzufuhr fest. Sie betrug rund 25 Gramm, weniger als ein Viertel von dem, was der Professor als Bedarf genannt hatte und was, wie er nachschlug, sämtliche Kapazitäten verlangten.

Wie lange würde er das wohl aushalten können? Das war die Frage. Aber er machte sich darüber keine Sorgen. Das würde er schon rechtzeitig merken und – bevor das letzte Stündlein nahte – sein Leben mit einem Beefsteak retten. Gespannt beobachtete er sich. Wochen, Monate vergingen und er spürte nichts, fühlte sich sogar außergewöhnlich wohl, arbeitslustig und in Form. Seine Familie schloss sich der Kost an und blieb dabei.

Es lag darin zwar eine arge Entwertung von dem, was weltbekannte Autoritäten verkündeten, aber das kümmerte Hindhede nicht. Ihm ging es einfach um die Wahrheit. Das war typisch für ihn. Seine »Lehre« blieb auch später für ihn eine Privatsache. Es ging ihm nie darum, »Anhänger« zu gewinnen oder die gewonnenen Erkenntnisse den Kollegen aufzudrängen. Erst dann schritt er zum Kampf, als er zur Verteidigung genötigt wurde. Seine Weltauffassung war einfach: unbedingte Wahrheitsliebe und unbestechlich selbstständiges Denken.

In einer seiner Arbeiten hatte er auch darauf hingewiesen, dass das bei der Viehfütterung erhaltene Eiweiß stark überschätzt werde und dass man die teuren, aus dem Ausland eingeführten Ölkuchen weitgehend durch einheimische Rüben ersetzen könne. Daraus entstand der sogenannte Rübenstreit bei den Landwirten Dänemarks. Führende Bauern setzten sich für den Rübenbau ein und hatten damit so guten Erfolg, dass die ganze Landwirtschaft revolutioniert wurde. Das verschaffte ihm Zutrauen bei den Bauern, und auf ihre Anregung hin entstand, trotz erbitterten Widerstandes der Ärzteschaft, ein aus öffentlichen Mitteln unterhaltenes Staatsinstitut für Ernährungsforschung, an dessen Spitze Hindhede berufen wurde. Dieser war nun ein bekannter Mann, und sein Wort galt in weiten Kreisen.

Inzwischen waren die Ergebnisse Chittendens in Amerika erschienen, Ergebnisse von Versuchen an Menschen mit ökonomischer Eiweißzufuhr, welche Hindhedes Auffassung bestätigten, und dieser unternahm die bekannten Madsen-Versuche, welche zeigten, dass 32 Gramm Kartoffel- und Vollkorn-Eiweiß am Tag voll ausreichten, um einen kräftigen jungen Mann während vieler Monate gesund und körperlich arbeitskräftig zu erhalten. Hindhede zog daraus den Schluss, nicht etwa dass nun alle Welt so eiweißknapp leben sollte, aber doch, dass rund 60 (statt 188) Gramm Eiweiß auf die Dauer reichlich genügen, so wie es sich bei ihm und seiner Familie seit Langem bewährte. Seine Ergebnisse wurden nun von einzelnen Autoritäten wie Prof. Abderhalden in Halle, später Zürich, und Prof. Tigerstedt in Helsingfors anerkannt und Berichte darüber im angesehenen *Skandinavischen Archiv für Physiologie* aufgenommen.

Als nun im Ersten Weltkrieg die Nahrung knapp und zu Beginn des Jahres 1917 gar noch von den Alliierten die Blockade über Europa verhängt wurde, fiel der Schlag für Dänemark besonders hart aus. Landwirtschaft war Haupterwerb dieses Landes. Sie gehörte zu den fortgeschrittensten, am meisten industrialisierten des Kontinents. Schweinespeck und Kochbutter – Hauptausfuhrprodukte – wurden hauptsächlich mit eingeführten Futtermitteln – Mais, Roggen und vor allem Ölkuchen – erzeugt, und die Versorgung damit sank nun auf einmal auf 30 Prozent. In der Schweiz kam es damals zu argen

Hungerzeiten, Krankheiten, entsetzlicher Grippeepidemie und sozialen Unruhen.

Im eilig bestellten Haushaltsausschuss Dänemarks wurde Hindhede zum Vorsitzenden bestellt. Seit Jahrzehnten hatte er ja seine Forscheraufmerksamkeit der unteren Grenze des Nahrungsbedarfs zugewandt, sodass er den erlösenden Plan zur Abwendung einer Hungersnot, wie sie im angrenzenden Deutschland in fürchterlichem Ausmaß folgte, sozusagen aus der Tasche ziehen konnte und, da er die Landwirte zu Freunden und Prof. Möllgaard zum überzeugten Beistand hatte, mit einmütigem Beschluss durchzusetzen vermochte. Der Plan erwies sich als so trefflich, dass die Welt staunte.

Menschen oder Schweine – eines von beiden muss verhungern, erklärte Hindhede. 80 Prozent der vorhandenen Schweine wurden zu hohen Preisen an Deutschland und Großbritannien verkauft, wo Fachwelt und Öffentlichkeit noch fraglos an den hohen Eiweißbedarf glaubend über den unverhofften Zuschuss frohlockten. Die Zahl der Milchkühe wurde auf zwei Drittel vermindert, das Bierbrauen halbiert und das Schnapsbrennen gänzlich abgestellt (um Korn und Kartoffeln für die Menschen zu erhalten). Hindhede sorgte für die allgemeine Einführung von Vollkornbrot in Gestalt von großen, derben, flachen, mürben Fladen. Gemüse- und Obstbau wurde eifrig gefördert und die Bereitwilligkeit des Volkes mit einer kleinen Druckschrift gewonnen. Obwohl die Butterration mit einem halben Kilo pro Woche auf die Hälfte des bisherigen Verbrauchs und die Fleischration auf 40 Gramm pro Tag herabgesetzt wurden, kam es weder zu Schwarzhandel noch zu Unzufriedenheit. Aber – und das ist das Bemerkenswerteste – die Reichen erhielten zwar ohne Weiteres mehr Butter und Fleisch, ja auch Weißbrot und Brötchen, nur sehr viel teurer, aber billig und reichlich genug erhielt jedermann Kartoffeln, Gerstengrütze und Vollkornbrot sowie Frischmilch wie bisher. Das dunkle Fladenbrot war so gut, dass man sich nach ein bis zwei Wochen gerne daran gewöhnte. Das alles gelang ohne Schwierigkeiten, Warteschlangen und Hamstern. Die Milch wurde sogar für besser befunden. Kein Wunder: Die Kühe lebten ja nun von natürlichem Grasfutter. Die ganze, vorher der Schweinemast vorbehaltene Kleie diente jetzt direkt der Ernährung. Dass Kleie unverdaulich sei, glaubte zwar noch die ganze Welt; aber bereits damals und später widerlegten Wiegner, Johansson und Heupke diesen Irrtum. Sie bewiesen, dass Kleie ebenso vollständig ausgenutzt wird wie feinstes Weißmehl, nur langsamer, was ein Vorzug sei, und dass Kleie die meisten Mineralstoffe und fast alle Vitamine und die hochwertigen Eiweißarten des Kornes enthält.[1]

Hindhede hatte durch seine Versuche an Menschen – an sich und Madsen, nicht an Tieren! – überzeugend bewiesen, dass der Mensch zur Deckung seines Eiweißbedarfes weder Fleisch noch Eier noch Käse, ja sogar nicht einmal Milch sich zuführen muss, und die Schlussfolgerung gezogen: »Du brauchst die Eiweißfrage nicht zu stellen. Von diesem Stoff bekommt man« (unter Friedensverhältnissen) »stets genügend, es handelt sich eher darum, nicht zu viel davon einzunehmen.«

Man bedenke, wie weise sein Noternährungsplan ausgedacht war: Es fiel ihm nicht ein, den Leuten die in seinen Versuchen gefundenen und bewährten Minimalmengen zuzumuten. Er reduzierte nur so weit wie nötig, ließ den Reichen ihre Unvernunft und verbilligte dafür die gesunden Nahrungsmittel reichlich!

Das Erstaunlichste aber kam unerwartet: Hindhede riss für sein Land dem Grippe-Ungeheuer, das gegen Ende des Ersten Weltkrieges Europa und zumal Dänemarks Nachbarländer überfiel und im Jahre 1918 mehr Opfer verschlang als der Krieg, sozusagen den Stachel aus. Seine Ernährungsordnung beschwor nicht nur Hunger, Teuerung und soziale Unrast, sondern auch den Schrecken der Grippeepidemie. Weit und breit war Dänemark damals das einzige Land, dessen Sterblichkeit in normalen Grenzen blieb. Die einzig mögliche Erklärung für dieses Phänomen, das wie ein Wunder erschien, besteht darin, dass dieses Vorgehen die natürliche Abwehrkraft der Bevölkerung mobilisierte durch zwar genügende, aber knappe Nahrung, reich an Schutzstoffen, arm an tierischem Eiweiß, Zucker- und Weißmehlspeisen; das hatte unter anderem eine besonders gesunde Darmfunktion ohne Eiweißfäulnis zur Folge.

Nach dem Kriege aber geschah etwas Merkwürdiges: Die Welt vergaß, verdrängte das Rationierungswunder von Dänemark und die große Leistung Hindhedes. Es zog ein böser Geist herauf. Aus dunklen Gründen suchte eine Kopenhagener Dozentin, Frau Dr. med. J. Christiansen, Hindhedes Ansehen zu schwärzen. In Fachblättern und in der Presse sowie bei Vorträgen, die sie auch nach Deutschland und in die Schweiz führten, behauptete sie, das sei alles Lug und Trug gewesen. Die Dinge hätten sich ganz anders zugetragen, und was sie sagte, wurde von interessierten Kreisen eifrig verbreitet. Dabei stellte sie viele Tatsachen rundweg auf den Kopf. Nach einem dieser Vorträge schrieb zum Beispiel der Leiter des Schweizer Bauernsekretariats in der Schweizer Presse, als der Zweite Weltkrieg mit ähnlichen Nöten drohte, vom »Hindhede-Schwindel«, und schloss den Bericht mit den Worten: »Auch in unserem Lande gibt es Ernährungsreformer, die hauptsächlich zu geschäftlichen Zwecken den Genuss tierischer Nahrungsmittel bekämpfen und das Schweizervolk zu einer vegetarischen Kost auf landesfremder Basis ... verführen wollen.« Dabei war Christiansen schon am 29. Juni 1934, also vier Jahre vorher, vom Kopenhagener Oberschiedsgericht wegen ihrer unrichtigen Behauptungen verurteilt worden – »alles, was sie in Bezug auf Dr. Hindhede und die dänische Regierung gesagt und geschrieben hatte, war unberechtigt«. Sie wurde daraufhin sogar von der dänischen Ärztegesellschaft ausgeschlossen, und der Dänische Reichstag verlieh Hindhede einstimmig eine Ehrenrente als dem geistigen Vater und Organisator der Kriegsversorgung. Die britische Ärztezeitung *Lancet* (Februar 1938) bestätigte aufgrund statistischer Untersuchungen den Rückgang der Sterblichkeit in Dänemark von 1916 auf 1917 um 34 Prozent als Folge von Hindhedes Versorgungslenkung und das Ausbleiben eines Steigens der Todesfälle über das Niveau von 1916 zur Zeit der hochvirulenten Grippewelle des Jahres 1918.

Bircher-Benner gelang es dann, die Eidgenössische Kriegsernährungs-Kommission genügend darauf aufmerksam zu machen, und deren Präsident, Prof. Dr. med. A. Fleisch (Lausanne), setzte in der Planung und Durchführung der schweizerischen Rationierungszeit (1939–1946) gegen größte Widerstände ähnliche Maßnahmen mit ausgezeichnetem Erfolg durch². Aber auch das ist in der Folge »verdrängt« worden und heute von Fachwelt und Öffentlichkeit so gut wie vergessen.

Bei alledem ist zu bemerken, dass Hindhede immer ein außerordentlich bescheidener Mensch blieb, der nicht darauf aus war, eine »Schule« zu gründen, sondern nur der Wahrheit auf die Spur zu kommen. Aber ist es nicht traurig, unbegreiflich, unverzeihlich, dass dieser Einzigartige heute glattweg totgeschwiegen wird? Man findet weder im *Brockhaus-Lexikon* noch in der *Encyclopedia Britannica* noch in Fachlehrbüchern, soweit sie mir bekannt sind, auch nur ein Wort über ihn, seine Forschungen und Leistungen. Man hat ihn ganz und gar ins »Geheimarchiv der Ernährungslehre« versenkt. Muss wohl wieder eine große Ernährungsnot über uns kommen, bis man sich an Hindhedes Leistung erinnert? Und wie anders, wie viel segensreicher wäre zum Beispiel die Entwicklungshilfe an der »Dritten Welt« ausgefallen, wenn man Hindhedes Werk nicht verstoßen und verdrängt hätte!

---

1 Vier Jahrzehnte später erfolgte dann die Neu-»Entdeckung des hohen Gesundheitswertes der Kleie« wegen ihres Zellulosegehaltes und ihres heilsamen Einflusses auf die Verdauung! Aber schon vor dem Ersten Weltkrieg hatte Hindhede nachgewiesen, dass die verschwenderischerweise als Viehfutter verwendete Kleie »eines unserer allerwertvollsten Nahrungsmittel ist, dass sie vom Menschen ebensogut verdaut wird wie vom Haustier und dass die moderne Methode, sie vom Korn zu scheiden, deshalb ganz verwerflich ist« – jetzt gesichertes Wissen.

2 *Ernährungsprobleme in Mangelzeiten. Die schweizerische Kriegsernährung 1939–1946.* Von Prof. Dr. med. Alfred Fleisch. 520 S., 35 Abb., 163 Tab., 1 Taf., Benno Schwabe & Co. Verlag, Basel 1947.

Massai und Kikuyu

In das Geheimarchiv der Ernährungslehre verschwand auch der *Kenya-Medical-Department-Annual*-Report *Discussion of the Masai and Digo Findings in Relation to the State of the Public Health of the Colony as a Whole*, gedruckt in Nairobi 1935. Damit trat der Director of the Medical Services, A. R. Patterson, dem weltweit verbreiteten und nur allzu gern geglaubten Bericht von Sir John Boyd Orr und von Gilks im *British Medical Council* entgegen und entkräftete ihn.

Die Massai, Herrscherkaste an den großen Seen, waren als prächtige und gesunde Kriegerhirten der Kikuyu-Landbevölkerung gegenübergestellt, welche als kleiner und schwächlich hingestellt wurden. Die Massai lebten einseitig von Fleisch, Milch und Blut (aus den geritzten Halsadern der Ochsen gezapft), die Kikuyu fast nur von Pflanzennahrung.

Patterson erhob, dass bei den Massai die Zeit kräftigen Mannestums überaus schnell zu Ende ging und dass sie meist lange vor der Lebensmitte an mancherlei Leiden erkrankten: chronischer Dyspepsie, Paradentose, rheumatische Arthritis, Arteriosklerose, im Eiter wackelnde Zähne, steife und schmerzhafte Gelenke und Muskeln, früh verkrüppelt, gekrümmt und Infektionen erliegend, während die Kikuyu viel gesünder waren und Julian Huxley 1932 in der *African Review* von Kikuyu-Frauen berichten konnte, wie sie 115 Kilogramm schwere Lasten auf dem Rücken durch Nairobi trugen.

Das Chittenden-Experiment

Prof. Dr. med. Russel H. Chittenden: *Physiological Economy in Nutrition* (Heinemann, London 1905), *The Nutrition of Men* (Stokes, New York 1907).

Prof. Chittenden, zu seiner Zeit weitbekannter Physiologie-Dozent an der *Harvard*-Universität, war der erste Ernährungsforscher, der die Frage der Ernährungsökonomie anging, ihre Bedeutung erkannte und betonte, mit anderen Worten den Wert für ein langes Leben in erhöhter Gesundheit, der darin liegen kann, dass der Organismus in seinen Funktionen geübt wird, aus möglichst wenig Nahrung möglichst viel Leistung herauszuholen und allen unnötigen Verschleiß nach Möglichkeit zu vermeiden.

Eine verbreitete und namentlich von seinen Kollegen damals vertretene Ansicht behauptete zum Beispiel, man müsse, um sich mit fleischfreier oder eiweißknapper Nahrung überhaupt ernähren zu können, gewaltige Mengen davon zu sich nehmen. Einzelne, die es allerdings wohl nie selbst versucht hatten, behaupteten sogar, man müsste bei vegetabilischer Kost den ganzen Tag lang essen, um überhaupt ernährt zu sein. Viele ließen sich von solchen Behauptungen beeindrucken.

Indessen ist nichts unrichtiger als diese Behauptung. Bei einigermaßen natürlicher Kost und dem Wegfall stoffwechselantreibender Eiweißüberschüsse kommt es bald zu einer wesentlich ökonomischeren Nahrungsverwertung in Darm und Zwischenstoffwechsel, sodass 2100 Kal. ausreichen und besseren Nutzeffekt erzielen als vorher 3200 Kal. bei üblicher Kost. Zumal mit Eiweiß wollen die Verdauungsorgane nicht überladen sein, sonst leisten sie schlechte Arbeit. Während man da, wo reichlich Fleisch, Käse und Eier zugeführt werden, einer Neigung zu Zwischenmahlzeiten trotz reichlicher Hauptmahlzeiten entstehensieht, geht die Zahl der Mahlzeiten bei frischkostreicher Vollwertkost fast nur pflanzlicher Herkunft leicht auf eine Hauptmahlzeit und zwei leichtere Nebenmahlzeiten zurück, so wie das einst im Volk der Brauch war, bevor der tägliche Fleischverzehr aufkam. Wenn das Entgiftungsstadium überwunden ist, fühlt man sich dabei gesättigt, wohlgenährt und ausdauernd leistungsfähig.

Es sind nun 77 Jahre her, dass der angesehene *Harvard*-Physiologe Prof. Russel H. Chittenden erstmals in einem groß angelegten Versuch unerwarteterweise diese Zusammenhänge herausfand. Man findet sie in den eingangs erwähnten Werken beschrieben. Er versammelte eine Gruppe von 26 Professoren, Ärzten, Medizinstudenten und Sanitätssoldaten um sich, die sich bereitfanden, sich sechs Monate lang den Bedingungen eines Ernährungsversuchs zu unterziehen, welche lauteten: »Wir führen uns das Minimum an Eiweiß und das Minimum an Kalorien zu, bei dem wir noch volles Wohlbefinden, Leistungsfähigkeit und geistige Frische ohne irgendwelche Einbuße bewahren können.«

In der ersten Gruppe, in welcher Chittenden selbst mitmachte, waren fünf Professoren, in der zweiten acht Sportstudenten mit athletischer und in der dritten 13 Sanitäter mit gemäßigter Körperbetätigung. Alle erhielten zunächst eine möglichst vielgestaltige gemischte Kost, wurden aber angehalten, die Aufnahme eiweißreicher Speisen mehr und mehr einzuschränken, so vor allem Fleisch und Eier. Tatsächlich wurde die durchschnittliche Eiweißzufuhr pro Tag – auch bei den Sportstudenten – schrittweise von etwa 120 auf 50 g pro 70 kg Körpergewicht, bei Chittenden selbst sogar auf 33,73 g (im Durchschnitt) herabgesetzt. Der Kalorienverbrauch sank gegenüber dem damals angenommenen Tagesbedarf von mindestens 3000 Kal. bei sitzender Tätigkeit und 4000 bis 5000 Kal. bei sportlicher Betätigung beim Durchschnitt der Professorengruppe auf 2030, bei den körperlich Tätigen auf 2500 bis 2800 Kal., bei Chittenden selbst auf 1600 Kal. Nur ein 75 kg schwerer Athlet gelangte bei voller sportlicher Tätigkeit nicht dauernd unter die 3000-Kal.-Grenze.

Dabei wurde von allen Teilnehmern des Versuchs die volle

Tagesarbeit, zum Teil eine außerordentlich große Arbeit, geleistet, und dies, wie sich zeigte, bei ungetrübtem Wohlbefinden.

Von sich selbst berichtete Chittenden: Ein Übergang auf vegetarische Ernährung war nicht beabsichtigt, doch entstand unter den Versuchsrichtlinien eine Neigung zum Verzicht auf Fleischkost. Der Übergang zu verminderter Eiweißzufuhr bewirkte zuerst einiges Missbehagen, das aber bald verschwand. Zugleich wuchs das persönliche Interesse durch die Entdeckung, dass man sich unzweifelhaft in besserer Verfassung befand. Eine rheumatische Erkrankung des Kniegelenks, die bei Chittenden selbst seit anderthalb Jahren bestand, verschwand und kehrte nie wieder. Kopfschmerzanfälle und Verdauungsstörungen stellten ihr periodisches Erscheinen ein. Dagegen wuchs die Freude am Essen, und der Geschmackssinn entwickelte sich zu einer ausgesprochenen Vorliebe für einfache, natürliche Kost. Chittenden erlebte das nicht nur an sich selbst, sondern fand es auch an anderen Versuchsteilnehmern bestätigt. Vor allem fühlten sie weniger Müdigkeit und beste Leistungsfähigkeit. Das Hauptergebnis aber war der Nachweis der Ernährungsökonomie: Mehr essen, als der Körper braucht, macht auf Dauer nicht kräftiger, nicht leistungsfähiger, nicht gesünder und nicht widerstandsfähiger. Beste Körperverfassung wird erreicht bei knapper Eiweiß- und Kalorienzufuhr.

Das war vor der Vitamin-Ära und erschien den meisten Fachgenossen als krasser Unsinn. Prof. Chittenden fand denn auch in einem anderen amerikanischen Ernährungsphysiologen, Prof. Benedict, einen heftigen Gegner, der sich allerdings, wenn auch erst zehn Jahre später, als die Versorgungsschwierigkeiten des Weltkrieges eintraten, zu einer Nachprüfung entschloss, welche dann die Ergebnisse Chittendens voll und ganz bestätigte.

Vielleicht bei keiner anderen Ernährungsfrage wie jener der Ernährungsökonomie zeigt sich, welch großen Einfluss der wirtschaftliche Hintergrund auf die vermeintlich objektiv orientierte Ernährungswissenschaft hat. Sobald nach dem Krieg wieder üppigere Zeiten kamen, versanken sowohl Chittendens als auch Benedicts Ergebnisse im Orkus der Vergessenheit und es wurde auf weitere Nachprüfung verzichtet, bis der Zweite Weltkrieg wiederum für kurze Zeit ein wissenschaftliches Interesse für die Ernährungsökonomie entstehen ließ. Die bald darauf überhandnehmende Frage der Hungergefahr in den Entwicklungsländern hätte wohl ein ähnliches Interesse begründen können. Aber davon wurde man nicht selber betroffen. Was »weit hinten in der Türkei« die Menschen bedrängt, mag bei uns die Gemüter wenig zu erregen.

Krankenversicherung

140 000 Raucher müssen in der BRD nach Prof. Ferd. Schmidt vorzeitig an ihrer Rauchsucht sterben, und eine Verminderung der Raucherkrankungen könnte der Volkswirtschaft einen Verlust von 28 Milliarden DM im Jahr ersparen, wobei noch nicht einmal die gesetzliche Rentenversicherung durch Frühinvalidität infolge Rauchens berücksichtigt sei. Und das alles müssen die Nichtraucher in ihren Prämien und die übrigen Steuerzahler mitbezahlen. So schreibt Dr. Pförtner, Vizepräsident der Zahnärztekammer Nordrhein, in *Diagnosen* (8. Februar 1977), aber der Entwurf zum Krankenversicherungskostendämpfungsgesetz (herrliches Bandwurmwort!) im Bundesarbeitsministerium trage dem allem keine Rechnung. Rauchen ist Bürgerfreiheit, und Dämpfung des Tabakkonsums könnte Stellenlose schaffen.

Die Ergebnisse von Osaka

Der Einfluss der Ernährung auf die Konstitution des Organismus. Ergebnisse experimenteller Forschung. Von Prof. Dr. med. A. Katase, Direktor des Pathologischen Instituts der Medizinischen Akademie von Osaka. Erschienen 1934 im Medizinischen Verlag Urban und Schwarzenberg.

Dass ein Werk wie dieses, mit Ergebnissen, die während über zehn Jahren von einem prominenten Forscher mit vierzig Mitarbeitern erarbeitet wurden und geeignet waren, die Ernährungsforschung entscheidend zu befruchten, von der Fachwelt links liegen gelassen wurde, ist kaum zu glauben und hat sich, wie man wohl sagen kann, übel ausgewirkt.

Die Versuche Katases und seiner Mitarbeiter befassten sich mit den Wirkungen der basischen Mineralsalze – Kalzium, Natrium, Kalium, Magnesium u. a. – auf die Lebensfunktionen und führten zum Nachweis, dass diese Mineralsalze, in entsprechenden Mengen und Proportionen andauernd dem Organismus zugeführt, einen starken Einfluss auf die Lebensvorgänge ausüben und schließlich zu Veränderungen an Geweben und Organen führen, die mikroskopisch und selbst von bloßem Auge wahrgenommen werden können, Veränderungen insbesondere am Blut – Blutplättchenbildung, Gerinnungsfähigkeit und -neigung usw. –, an der Darmmuskelfunktion, am Lezithin- und Cholesterinstoffwechsel im Sinne der Arterioskleroseentstehung, an der Bakterien- und Giftabwehrfähigkeit, am Knochenwachstum und -schwund und an der Entstehung von Geschwülsten.

Die oben erwähnten Salze sind zwar in jeder Nahrung vorhanden, aber es kommt auf ihr Gleichgewicht, ihre Korrelation, auf ihr richtiges Verhältnis nicht nur unter sich an, sondern auch zu allen anderen Nährfaktoren und Wirkstoffen. Kalzium, Natrium, Magnesium und Kalium können als repräsentativ gelten, wenn auch noch andere Mineralsalze beteiligt sind. Wichtig ist die Schlussfolgerung, dass das geeignete Gleichgewicht niemals erreicht werden kann mit einer Nahrung, in welcher Fleisch, Feinmehl, Zucker und andere Mehlspeisen Hauptposition haben, und dass eine solche Nahrung zu einem schleichenden, zunächst der Beachtung unzugänglichen Schadensprozess aller jener Lebensfunktionen führt und schließlich die Gewebe und Organe krankhaft verändert.

In der Fleischnahrung des Menschen spielt, in scharfem Gegensatz zu jener fleischfressender Tiere, das Muskelfleisch die Hauptrolle. Diesem aber mangelt es an Kalzium, Natrium und Chlor. Der Mangel an Natrium und Chlor wird in der Regel durch reichlichen Zusatz von Kochsalz überkompensiert, aber Kalzium- und Kaliummangel bleibt. Weißbrot und Mehlspeisen können ihn nicht ersetzen. Kalzium- und Kaliummangel werden durch Zucker, Weißbrot und Mehlspeisen sogar verstärkt. Die einzigen kalkreichen Nahrungsmittel sind Milch und Blattpflanzen, wozu sich als Kalziumsparer das Obst gesellt. Aber gekochte Milch hat einen Teil ihres Kalziumgehalts verloren, und Blattgemüse wird zu wenig gegessen. So ist die Kalziumarmut für die Zivilisationskost kennzeichnend. Dass dem so ist, zeigt sich daran, dass Knochen und Gebiss allgemein geschwächt sind, selbst da, wo Milch oder Kalziumpräparate zugegeben werden, während Bevölkerungen mit einem guten Mineralsalz-Gleichgewicht bei niedriger Kalziumzufuhr ein festes, widerstandsfähiges Hartstützgewebe haben. Wo aber – so Katase – der Aberglaube von der besonderen Nährkraft des Muskelfleisches herrscht, ist eine Umstellung auf Gleichgewichtsnahrung außerordentlich erschwert.

Katase wandte sich sodann der Wirkung der Hauptnährstoffe Zucker, Fett und Eiweiß zu. Wie wirken diese Stoffe auf den jungen, im Wachstum begriffenen Körper, wenn sie der täglichen Nahrung einzeln und gereinigt in bestimmten Mengen regelmäßig anhaltend im Überschuss zugesetzt werden? So die Fragestellung.

Zucker: Wie viele andere Beobachter hatte Katase bemerkt, dass bei Kindern, die reichlich Süßigkeiten und Kuchen essen, eine »körperliche Schwäche« auftritt. Das war für ihn Anlass zu sorgfältig angelegten Zucker-Fütterungsversuchen an jungen Tieren (Kaninchen, Meerschweinchen, Tauben und Hunden). In der ersten Versuchsreihe erhielten junge Kaninchen von 400 bis 900 Gramm Körpergewicht zwei bis vier Gramm Rohrzucker pro Kilo Körpergewicht als Zugabe zur gewöhnlichen Nahrung, eine andere Gruppe zwei Kubikzentimeter einer sterilisierten 50-prozentigen Rohrzuckerlösung intravenös täglich einmal eingespritzt. Der Versuch dauerte 146 Tage. Er wurde auch bei Meerschweinchen und Tauben wiederholt. Die Zuckermenge entsprach einem Tagesquantum von 40 bis 60 Gramm für ein Kind von 20 bis 30 Kilogramm Gewicht.

Dieser Zuckerzusatz führte in 146 Tagen zu einer schweren, krankhaften Veränderung des ganzen Knochensystems. Die Knochensubstanz wurde so weich, dass sie mit dem Messer leicht zerschneidbar war. Es kam zu spontanen Knochenbrüchen. Das Mikroskop zeigte, dass die Knochen durch Kalkauslaugung brüchig (porös) geworden waren. Man stand also vor der Tatsache der Knochenerweichung, vor Verbiegungen, Knickungen, Brüchen und Verformungen der Knochen.

»Die Ursache der vorliegenden Erkrankung«, schrieb Katase, »liegt in einer Blutazidosis, die durch Zufuhr von Zucker hervorgerufen wird, da die gleichen Knochenveränderungen auch durch Zufuhr von Salzsäure hervorgerufen werden können, während sie durch gleichzeitigen Zusatz von Alkalisalzen unbeeinflusst blieben.« Außer der Knochenerkrankung wurde auch eine krankhafte Vergrößerung der Nebenschilddrüse gefunden, eine Einsonderungsdrüse, die, wie man weiß, den Kalkstoffwechsel regelt.

Im Knochen und in der Knochenhaut fand man »viele Zeichen einer verstärkten Zelltätigkeit, gleichsam einer angstvollen Bemühung zur Abwehr eines unaufhaltsam vordringenden Schadens«, mit dem eigentümlichen Ergebnis, dass die Röhrenknochen sich verlängerten. Diese Verlängerung der Röhrenknochen, der sich, wie gesagt, noch andere Formveränderungen des Skeletts zugesellen, trat bei allen weiteren Versuchen immer dann auf, wenn durch die Nahrung eine Blutversäuerung erzeugt wurde – also vor allem auch bei fleischreicher Kost, sodass die Forscher darin ein zuverlässiges Kennzeichen einer abnormen »azidösen Konstitution« erkannten, die zum langen, engbrüstigen Typ des Menschen gehört, der ja in unserer Zeit im Zeichen des übersteigerten Längenwachstums so sehr überhandgenommen hat.

In weiteren Versuchen wurde von Prof. Katase und seinen Mitarbeitern bestimmt, bei welcher kritischen Zuckermenge die Knochenerkrankung beginnt. Während ein Viertel Gramm bis am 7. Tag bei Kaninchen noch keinerlei Schaden erzeugte, trat er bei einem halben Gramm Zucker am Tag schon am siebenten Tag, bei einem Gramm Zucker am fünften Tag, bei 1,12 Gramm am dritten Tag auf. »Wenn die Toleranz beim Menschen«, schrieb Katase, »genau dieselbe wäre wie beim Kaninchen, so wäre es eine Zuckermenge von nur sechs Gramm, welche Kinder von fünf bis sechs Jahren und von etwa 20 Kilogramm Körpergewicht ohne Schädigung vertragen können. So scheint es erklärlich, dass die heutigen Kinder, die täglich zu viel Zucker bekommen, in der Mehrzahl geschwächt und akzeleriert erscheinen, zumal in den größeren Städten. Ich will auf diese eminent wichtige Tatsache, die als ein Produkt der fortschreitenden Zivilisation zu betrachten ist, hinweisen.«

Da im Körper aus Stärke ebenfalls Zucker entsteht, wurde weiterhin geprüft, ob Zusatzfütterung mit Stärke (Mehlarten) die Blutversäuerung und die daraus folgende Knochenerkrankung auch bewirkt. Das Ergebnis war, dass die hochmolekularen Kohlehydrate (Stärke) keine schädigende Wirkung auf das Knochensystem ausübten, da die Entstehung von Zuckern aus ihnen in einem so langsamen Tempo vor sich geht, dass die Blutazidose sich nicht bildet, während der Zuckerzustrom vom Blut bei reiner Zuckerzufuhr in seiner Geschwindigkeit die natürliche, unschädliche Grenze überschreitet. Diesen Unterschied zwischen Stärke und Zucker in der Nahrungswirkung hatte die Fachwelt bis dahin nicht gekannt, und sie hat es nach der Veröffentlichung des Werkes von Katase anscheinend vorgezogen, die notwendige Nachprüfung dieses Experiments, das heißt ihre Wiederholung unter genau gleichen Bedingungen, zu unterlassen. Wenigstens sind wir nie auf eine solche Nachprüfung gestoßen, und wenn solche durchgeführt worden wären und Katases Ergebnisse auch nur teilweise in Frage gestellt hätten, so wäre ihnen eine weltweite Publizität sicher gewesen. Bequemlichkeit siegte über das, was den Adel der Wissenschaft ausmacht: die Neugierde, die nicht ruht, bis sie weiß, wie die Dinge wirklich sind.

Erst ein Vierteljahrhundert später rückte der Zucker bei einem Teil der Forscher als Knochenschwächer und Atheromatosefaktor wieder in den Vordergrund, wobei aber der Unterschied zwischen Stärke und Zucker zum Teil betont, zum Teil übergangen wurde und ein Hauptmotiv dieser Richtung darin gelegen zu sein scheint, andere Entstehungsfaktoren, wie das Fett und das Eiweiß, in den Hintergrund zu drängen.

Katase selbst stieß, wie wir sahen, auch auf das Fleisch als Faktor der Azidose und Knochenschwächung; aber zu seiner Zeit spielten Fleisch und tierisches Eiweiß in der japanischen Volksernährung noch eine sehr bescheidene Rolle. Selbst heute sind die Japaner, obwohl sie uns in manchem überholt haben, in dieser Hinsicht noch »rückständig«, während sie uns nach neuesten Berichten im Zuckergenuss überholt haben dürften.

»Gesundheitsfanatiker«

»Penicillin in der Zahnpasta sowie Seife und Kosmetikartikel mit antimikrobiellen Zusätzen sollen den Amerikanern helfen, ihre von Mikroorganismen bedrohte Gesundheit zu bewahren. Sie wirkten prompt«, berichtete Prof. Rud. L. Baer vom *Univ. Med. Center* in New York in einer Gedächtnisvorlesung in der Universitäts-Hautklinik München (*Selecta*, 16. September 1968, S. 2410). «Buchstäblich aus heiterem Himmel erkrankten die Gesundheitsfanatiker ... Des Übels

Kern: Die antimikrobiellen Substanzen verursachten allergische Photokontaktdermatosen ..., (bei) normalem Tageslicht ... schwere bullöse, ekzematöse Hautveränderungen ... Manche Patienten können sich nur noch nachts ins Freie wagen.« Die neue Anwendung des Begriffes »Gesundheitsfanatiker« ist gut! Dürfen wir sie uns merken? Ihre Möglichkeiten sind fantastisch.

Goms

Selbst die in der Ernährungsforschung klassisch gewordene Arbeit, die hinter dem Namen »Goms«» steht, scheint heute ins »Geheimarchiv« versunken zu sein durch das, was wie eine »Verschwörung des Schweigens« beeindruckt. Wer unter den Maßgebenden der Fachwelt bringt heute den Jungen das Ergebnis von Goms nahe? Wer von den Jungen weiß darüber Bescheid? Soweit ich sehe, wird geredet und geschrieben, als ob diese Arbeit nicht gewesen wäre. Und doch handelt es sich – wer könnte das bestreiten? – um eine der trefflichsten und aufschlussreichsten Untersuchungen über die Zusammenhänge zwischen Ernährung einerseits und Zahnzerfall und allgemeiner Gesundheit andererseits, die in der Medizingeschichte gefunden werden dürften: jene des Basler Zahnforschers Adolf Roos im Walliser Hochtal Goms.

Es handelt sich freilich um keine Laboratoriumsuntersuchung, und solche genießen in unserer Zeit ein nicht immer verdientes numinoses Ansehen wegen der so mess- und zählbaren, kontrollierbaren Exaktheit ihrer Einzelergebnisse, wie eine Felduntersuchung sie nicht aufweisen kann. Die Gomser Untersuchung verlangte aber einen sehr viel größeren Einsatz an intelligenter Arbeit, tiefdringendem Denken, umfassender Bildung und Orientierung am Ganzen, und eben dadurch, nicht nur durch die aufgewendete Exaktheit, erreichte sie ihren hohen, fruchtbaren wissenschaftlichen Rang, wie er bei einer Laboratoriumsuntersuchung nicht gefunden werden kann.

Roos hatte im Quelltal der Rhone, dem Goms, ein Gebiet erkannt, wo die ernährungsgeschichtlich entscheidende Wandlung der Lebenshaltung von der geschlossenen Selbstversorgung zur offenen Geldwirtschaft später und auf eine kürzere Zeit – 1914 bis 1930 – zusammengedrängt sich vollzogen hatte als in irgendeinem anderen Gebiet der Schweiz, so spät und plötzlich, dass es einem rasch und gründlich zugreifenden Forscher noch möglich war, mit ausreichender Gründlichkeit nicht nur die jetzigen, sondern auch die früheren Verhältnisse zu erfassen und einander gegenüberzustellen – eine Riesenaufgabe allerdings, welche eine ganze Expedition und den Aufwand entsprechender Mittel gerechtfertigt hätte. Roos aber war allein. Er widmete dieser Aufgabe sechs Jahre seines Lebens – eine Forscherleistung, die kaum ihresgleichen haben dürfte. In dieser Zeit prüfte er die Zahnverhältnisse bei den Schulkindern und zum Teil auch bei Erwachsenen dieser Bevölkerung von rund 4000 Bergbauern auch mithilfe eines fahrbaren Röntgenapparates, durchforschte mithilfe von Fragebögen die damaligen und die früheren Lebens- und Ernährungsverhältnisse und vor allem auch das Erinnerungsgut der älteren Generation aus der zweiten Hälfte des vorangehenden Jahrhunderts, prüfte Archive, Beinhäuser und die gesamte vorhandene Literatur über die geschichtlichen, wirtschaftlichen, klimatisch-geografischen, sozialen und kulturellen Verhältnisse der Talschaft.

Das Goms ist ein langgestrecktes Trogtal zwischen Gletscherketten und senkt sich von Ost nach West über 27 Kilometer allmählich von 1380 bis 1080 Meter Meereshöhe herab. Die Bewohner leben in einer Reihe kleiner, braungebrannter Dörfchen meist am Fuß des Sonnenhanges. Sie waren bis 1914 von der übrigen Welt wirtschaftlich fast ganz abgeschnitten und auf sich selbst gestellt. Die Eröffnung der Furkabahn bis Gletsch und die Hochkonjunktur der Kriegs- und Nachkriegsjahre griffen dann auf einmal tief in ihre Ernährungs- und Lebensgewohnheiten ein.

Wie vorher standen zwar unverändert die Berge da, und die Sonne schien über dem Gomsertal. Gletscher und Brunnen spendeten das gleiche fluorfreie Wasser, und es wohnten dieselben Geschlechter ziemlich unvermischt in den Dörfern wie vorher. Unter allen Faktoren, die für den Niedergang der allgemeinen und der Zahngesundheit verantwortlich gemacht werden konnten, hatte sich fast nur die Ernährungsweise, die Qualität und Zusammensetzung der Nahrung geändert, dies allerdings wesentlich. Im Gegensatz zu früher gab es nun Ärzte und Zahnärzte im Tal, und in der Schule mochte von Hygiene und Zähneputzen mehr die Rede sein als früher; aber darauf den Niedergang der Gesundheit und den Zahnzerfall zurückzuführen wird wohl niemandem einfallen. Im Gegenteil wurde dadurch sicher mancher Schaden verhütet und behoben. So gelangte Roos zu der überzeugenden Schlussfolgerung, »dass die Schuld an der Verschlimmerung der Zahnverhältnisse fast ausschließlich der Veränderung der Ernährungsbasis zugeschrieben werden muss«.

Man muss hier wissen, welchen Ruf die strotzende Lebenskraft der Gomser gehabt hatte. Zu Beginn des 20. Jahrhunderts galten sie als die besten Soldaten der Schweizer Miliz. Wo sie hinkamen, schätzte man sie als rührige Arbeiter, als aufgeweckte, saubere Menschen mit guter Ordnung in Haus und Stall, mit Mutterwitz und hoher Intelligenz. Ein Mann, ein Wort. Fast keine Armen. Eine »gsündi Razze«, groß, schlank und fast nie korpulent. Berühmt waren vor allem die leuchtenden, kräftigen, gesunden »Gomser Zähne«. Roos fand noch um 1930 Vertreter dieses kräftigen Menschenschlages: Bauern, die mit 90 Jahren steinhartes Brot kauen konnten und 32 intakte Zähne hatten, Männer und Frauen mit enormen Körperkräften (Frauen, die 90 Kilogramm schwere Lasten vier Stunden weit trugen!). Die Antworten dieser Alten zeugten von kluger, scharfer Beobachtung und stimmten allenthalben vorzüglich miteinander überein. Es ging daraus hervor, dass die Lungenentzündung fast die einzige Krankheit gewesen war, die man gefürchtet hatte. Die mühsame Bearbeitung der Scholle mit der Breithaue, früher selbstverständlich, wurde nun als fast nicht mehr zu leistende Anstrengung empfunden. Beim Einbringen des Kornes war es früher eine Schande gewesen, das Bündel unterwegs abzustellen; jetzt wurde oft mehrmals ausgeruht. Früher war man im Sommer um drei Uhr früh im Dunkeln zur Arbeit aufgebrochen, jetzt erst nach Sonnenaufgang. Früher waren die Kinder durchwegs und sehr lange gestillt worden; jetzt »ergänzte« man rasch mit Zuckerwasser. Gegen Ende des Winters waren nun »Sucht« und Müdigkeit verbreitet, die Leute oft wochenlang krank, und die Tuberkulose war in rascher

Zunahme begriffen. Früher war das alles kaum bekannt gewesen. Roos fand nun fast in allen Dörfern und bei allen Altersstufen eine mehr oder weniger blühende Zahnfäule vor; aber in einigen Dörfern, wo sich noch kein Bäcker- oder Spezereiladen festgesetzt hatte und die alte Bauernmühle noch lief, war die Zahl der Kinder mit Karies sehr gering, dort hingegen, wo die Umwälzung schon länger und stärker um sich gegriffen hatte, weit größer, wenn auch immer noch unter dem Mittel der übrigen Schweiz. »Aufgrund dieser Feststellung und in genauer Kenntnis der örtlichen Verhältnisse«, schrieb Roos, »wage ich den fundamentalen Satz auszusprechen: Je weiter talwärts die Ortschaft im Goms gelegen ist, desto schlechter ist das Zahnmaterial, und je mehr die Bevölkerung auf eigentliche Selbstversorgung angewiesen ist, desto besser ist das Zahnmaterial.«

An dem Tage, da im Volk das Bewusstsein erwachen wird, dass der Besitz voller Lebenskraft mehr wert ist als aller andere Wohlstand und dass es für uns zur dringendsten Aufgabe geworden ist, unsere Lebenskraft neu aufzubauen, würde man wohl froh sein, irgendwo einen solchen Menschenschlag zu finden, wie die alten Gomser einer waren. Das Blut, welches Menschen mit 32 gesunden Zähnen im höchsten Alter hervorbrachte, war dasselbe Blut, das Menschen bei größter Ausdauer, Beweglichkeit, Stoßkraft und Zähigkeit erhielt. Überblickt man die letzten Jahrhunderte der Gomser Geschichte, so kann man nur staunen, welch eine große Zahl von Männern, die es zu etwas brachten, aus diesen paar Dörfchen im Hochgebirge hervorgegangen ist; von der großen Renaissance-Gestalt des Kardinals Schinner bis zum Hotelgründer Caesar Ritz steht da vor uns eine lange Reihe von Politikern, Landeshauptleuten, Fürstbischöfen, Gouverneuren, Kastellanen, Majoren, Bannerherren, Gelehrten, Künstlern und Unternehmern. Kaiser Josefs II. Hauslehrer stammte aus dem Goms. Das Dörfchen Geschinen allein mit seinen bloß 80 Seelen brachte in hundert Jahren 20 Offiziere in fremden Kriegsdiensten hervor.

Sicher stellt dieses kleine Volk auch heute noch tüchtige Menschen, so wie seine Zähne immer noch über dem Durchschnitt sein mögen, arbeitet es immer noch relativ hart und sind die heutigen Gomser achtens- und liebenswerte Menschen, sind ihnen auch die Bequemlichkeiten zu gönnen, an denen sie jetzt teilhaben; aber jene Wandlung der Ernährung und ihr Zusammenhang mit dem Sinken der Lebenskraft, wie sie sich zuerst am Gebiss, dem »Spiegel der Gesundheit« (Guillermin), zeigt, so unvermeidlich sie war, ist doch ein Verlust von unabsehbarer Tragweite und ein Vorgang, der unsere volle Aufmerksamkeit verdient.

Das erste Kennzeichen der früheren Ernährung der Gomser war die Knappheit. Zwar konnte Roos selbstverständlich kein Kalorienmaß mehr erheben. Aber das Verhältnis zwischen Nährboden und Bevölkerungszahl ließ etwas anderes als Knappheit nicht zu, und alle Quellen und Beobachtungen stimmen in diesem Punkte überein. Die Nahrung reichte nur bei genauem Einteilen und Maßhalten durch das Jahr, und bei Missernten kam es öfters zu Unterernährung. So knappe Nahrungsmenge bei so strenger körperlicher Arbeit und rauem Klima blieb weit unter dem, was wir Heutigen gemeinhin als angemessen ansehen und bei viel weniger körperlicher Bemühung verzehren.

Vollkorn und Frischmilch waren die Grundlage.

Da war das bekannte Walliser Brot. Die alten Leute erklärten einhellig, dieses alte, harte Sauerteig-Fladenbrot sei sehr gut, schmackhaft und ausgiebig gewesen, das neue Weißbrot aber sei für einen schwer arbeitenden Mann »z'luck« (zu leicht und locker). Das alte, steinharte 100-prozentige Vollkorn-Roggenbrot wurde zwei- bis dreimal im Jahr aus jeweils frisch gemahlenem eigenem Korn gebacken und war von einer »charakteristisch krümeligen, die Zähne vorzüglich reinigenden, nicht schlickig werdenden Beschaffenheit«, sodass es gekaut und gründlich gespeichelt werden musste, ehe man es schlucken konnte. Da und dort wurde es noch zur Zeit von Roos hergestellt und gegessen. Gersten-, Bohnen- und auch etwas Kartoffelmehl wurde zugemischt, wo und wann die Ernte nicht ausreichte. Wenn einer einmal im Unterwallis zu tun hatte und von dort ein Weißbrot heimbrachte, musste er das verstohlenerweise tun, um nicht wegen ungehöriger Leckerhaftigkeit ins Gerede zu kommen. Um 1930 aber hatte das Weißbrot allenthalben die Oberhand gewonnen. Es war selbstverständlich geworden.

Hafer, Gerste, Erbsen und Ackerbohnen waren früher feldmäßig angebaut worden und hatten kräftige Nahrung gegeben. Frühstück: frische Milch, Suppe aus Roggen- oder Gerstenruchmehl mit Brot- und Käseeinlage. Mittagmahl: dicke Suppe von Hafer- oder Gerstengrütze oder Erbsen- oder Bohnenmehl. Nachtmahl: Milch und Käse mit Brot. Stattdessen gab es jetzt Weißbrot mit Marmelade, stark gezuckerten Kaffee, weißen Reis und Mais, Feinmehl und Teigwaren. In die Schule bekamen die Kinder jetzt Schleckzeug mit statt harter Trockenerbsen wie einst.

Feldgemüse – weiße, gelbe und rote Rüben, Bodenkohlrabi und Runkelrüben – waren früher ständige Speise gewesen; nun aber waren sie zum Schweinefutter herabgesunken.

Milchkost hatte früher ein gutes Drittel der Gesamtnahrung bestritten. Vor allem: Rohe, frische Milch war Hauptbestandteil vor allem des Frühstückes gewesen. Und dann war da die Maiensäßzeit mit Frischmilch als Hauptgenuss. Butter wurde früher fast nur in der Maiensäßzeit gemacht und genossen. Das Kornmus wurde mit Rahm, nicht mit Butter gemacht.

Käse spielte in der Alltagsnahrung eine relativ große Rolle, wobei zu beachten ist, dass die Gesamtnahrungsmenge knapp war. Von der Milch wurde alles dem menschlichen Genuss zugeführt: Die grünliche Käsmilch – Sirwolte genannt – war Hauptgetränk und wurde in der Alpzeit täglich ins Dorf hinuntergetragen und auf dem Dorfplatz an die Familien verteilt. Um 1930 war das aber ganz anders geworden: Da behielt zum Beispiel eine achtköpfige Familie nur einen Liter Milch für sich zurück und kaufte vom Erlös der anderen Milch Kaffee, Zucker, Weißbrot, Teigwaren, raffiniertes Erdnussöl und Kochfett.

Der Anteil tierischer Nahrungsmittel an der Gesamtkost war im Goms früher relativ hoch. Er kann auf ein Drittel bis zwei Fünftel geschätzt werden und bestand zur Hauptsache aus Molkereiprodukten. Fleisch kam wöchentlich zwei- bis dreimal, im Ganzen in geringer Menge, auf den Tisch, in der Regel Trockenfleisch, teils roh, teils gesotten; in der herbstlichen Schlachtzeit standen Frischfleisch, Blutwurst und innere Organe für kurze Zeit im Vordergrund des Speisezettels. Die Schweinehaltung war früher sehr gering (jede zweite Familie hatte ein Schwein). Um 1930 hingegen wurden beträchtliche Mengen Wurstwaren und Frischfleisch eingeführt, und bis auf die Alpen wurden Fleisch, Speck, Kaffee, Zucker, reichlich Weißbrot und Kartoffeln verbraucht. Die Schweinemästung hatte wesentlich zugenommen. Der Kaffeeverbrauch war jetzt überreichlich: 15 Kilogramm gegen 12,5 Gramm um 1860/65 pro Kopf und Jahr.

Neben dem Feldgemüse war Grüngemüse einst nur bescheiden vertreten: Kohl, Zwiebeln, Salat, Kräuter, dazu nicht wenig Wildkräuter und Wildgemüse, die auch im Speicher getrocknet gehalten wurden. Edelobst gedieh im Goms fast keines, aber die sommerlichen Wildbeeren wurden früher eifrig abgeerntet und als Nahrung verwendet.

Alkoholische Getränke wurden im Goms früher wenig und selten konsumiert, nur bei besonderen festlichen Anlässen und nicht einmal bei allen. Auch um 1935 waren sie noch selten.

Der überreichliche Kaffeegenuss war nun stets mit reichlicher Zuckerung und nur geringem Milchzusatz verbunden.

Auch die Schokolade mit ihrer verderblichen Wirkung auf die Zähne und ihrem die Eiweißverwertung verschlechternden Effekt war um 1930 zur eigentlichen Volksnahrung geworden, wie Roos bemerkt, »durch eine rührige und geschäftstüchtige Schokoladeindustrie«. Die Gomser verbrauchten zu Roos' Zeit mehr Zucker als die übrigen Schweizer, während noch um 1860 nur ein halbes Kilogramm pro Jahr für eine Familie genügt hatte.

Obst wurde trotz der gestiegenen Kaufkraft kaum eingeführt außer in Form von stark gezuckerter gekochter Marmelade, die nun den Käse in der Alltagsnahrung vertrat. »Der Konfitürenverbrauch ist in stetem Steigen begriffen«, bemerkte Roos.

Zwischenmahlzeiten waren nun gang und gäbe geworden, während solche früher höchstens bei großen Werken vorgekommen waren. Der Gesamtnahrungsverbrauch war stark gestiegen.

Fassen wir zusammen:

Rohnahrung – hauptsächlich Frischmilch – war um 1930 fast ganz aus der Ernährung der Gomser geschwunden.

Die hochwertigen Fette der Milch und der Getreidekeime waren nun ersetzt durch wertstofffreie, denaturierte Handelsöle und -fette.

Die einst reichhaltige und vollwertige Getreidegrundkost – Ruchbrot, Gersten-, Hafer- und Erbsensuppen – war fast ganz verdrängt worden durch verfeinerte, weiche, wertstoffberaubte Kohlehydratkost: Zucker, Konfitüren, Weißbrot, Weißmehl und Teigwaren.

Die Eiweißversorgung hatte sich qualitativ verschlechtert.

Reizmittel – Kaffee, Schokolade, Süßigkeiten – hatten sich in einem nicht mehr rückgängig zu machenden Ausmaß festgesetzt.

Der Einbruch des Alkohols hingegen war noch nicht erfolgt.

Beim Rauchen (Zigarren), einer schon früher vorhandenen Unsitte, war keine beträchtliche Änderung zu verzeichnen.

Mit diesen Wandlungen der Ernährung war, wie man sich erinnern wird, der Zerfall der einst leuchtend gesunden »Gomser Zähne« einhergegangen. Eine schreckliche Ausbreitung der Zahnfäule als eindeutige Folge der Ernährungsänderungen ist das eindeutig feststehende Ergebnis der Roosschen Untersuchung – aber auch eine Reihe von weiteren Anzeichen für eine deutliche Schwächung der Gesundheit und Lebenskraft.

Nachtrag: Das Unglaubliche hat sich ereignet, dass eine Forschung gerade in dem Augenblick, da ich sie als in die Vergessenheit versunken meldete und beschrieben habe, aus dieser wieder auftaucht in Gestalt des beim Medizinischen Verlag Hans Huber in Bern und Stuttgart erschienenen prächtigen Bandes: Dr. med. et med. dent. h. c. Adolf Roos, *Kulturzerfall und Zahnverderbnis. Eine neue Feldforschung im Hochtal Goms von 1955–1958 als Vergleichsstudie zum Kariesstatus der Gomserkinder von 1930 unter Berücksichtigung der innert 25 Jahren (1930–1955) erfolgten wirtschaftlichen Umwälzung auf dem Gebiet der heutigen Ernährungsweise.* 240 Seiten, 309 Abbildungen, 102 Tabellen.

Krankenpaläste

»Im August tat die Tagespresse kund, Europa habe die meisten Krebstoten und 2,4 Millionen stürben noch in jenem Jahr an Krebs! Da fragten wir bei der Weltgesundheitsorganisation in Genf an, von der ja diese Zahlen stammen mussten, was sie dagegen zu tun gedächte ... Es dauerte lange, bis die Antwort einging ... Erst in den letzten Wochen erfuhren wir wieder durch die Tagespresse, dass nunmehr eine weitere Nation das Krebsproblem endgültig lösen werde, und zwar durch die Errichtung der allergrößten der bisherigen Institute. Größer als Wien, *Sloan Kettering* (New York) und Heidelberg. Also durch geldlich-organisatorische und bauliche Maßnahmen ... Die Nachwelt wird einst vor diesen Krebsgroßbauten stehen, wie wir heute vor den ›Pesthäusern‹ des fernen Mittelalters, als vor Mahnmalen ärztlichen Unvermögens.« N. Kürten in »Der praktische Arzt«, *Prophylaxe*, 15. Oktober 1965, Seite 225.

Vorkriegs-China

In der Ärztezeitschrift *Hippokrates* (1957, Nrn. 9, 14 und 16) habe ich seinerzeit einige Hauptergebnisse sowie Stand und Möglichkeiten eines Forschungsgebietes umrissen, das damals wie heute seltsamerweise fast ganz vernachlässigt und unbeachtet geblieben ist – ein unerforschter Kontinent: die Geografie und vor allem die Geschichte der menschlichen Ernährung[1]. Das ist sehr merkwürdig. Wir haben ja eine Geschichtswissenschaft, welche ganze Gebäude füllt. Warum sollte sie sich nicht auch mit der Ernährung befassen? Warum meidet sie dieses Gebiet? Wir haben ferner eine Ernährungswissenschaft, welche noch viel mehr »Gebäude füllt«. Warum sollte sie sich nicht mit der vollen menschlichen Wirklichkeit ihres Faches befassen in den verschiedenen Ländern und Erdteilen und in den verschiedenen Epochen der Vergangenheit? Müsste sie das nicht in erster Linie tun? Liegt es nicht auf der Hand, dass alle klinischen Erfahrungen an Kranken, alle chemischen Analysen von Nährstoffen und Nahrungsmitteln, alle Tierversuche zusammengenommen zwar eine Fülle von Aufschlüssen verschaffen können, aber ewig einseitig, unvollständig und fehlerhaft bleiben müssen, sobald es um die Frage geht, welche Ernährung den Menschen gesund machen und erhalten kann, dass sie also die Qualifikation »wissenschaftlich« erst dann verdienen, wenn sie ihre Ergebnisse in eine möglichst umfassende und sorgfältige Kenntnis der Geschichte und Geografie der Ernährung einbauen, an ihr prüfen und berichtigen?

Die bisherigen fachlichen Bemühungen in dieser Richtung haben einige bemerkenswerte Ergebnisse gezeigt, die allein schon geeignet wären, der Ernährungswissenschaft ein anderes Gesicht zu geben. Obwohl von namhaften Vertretern des Faches durchgeführt und in maßgebenden Zeitschriften und Verlagen veröffentlicht, haben sie aber so gut wie keine Beachtung gefunden und die Lehrmeinungen nicht im Geringsten beeinflusst. Man hat sie einfach übergangen. Die Studierenden erfahren nichts davon. Und doch wären daraus Erkenntnisse zu gewinnen, die gerade jetzt entscheidende Bedeutung erlangen könnten.

Ein Beispiel dafür ist die Ernährung des chinesischen Volkes. »Man muss im Auge behalten«, schrieb Prof. William H. Adolph 1938 im *Scientific American*, »dass ein Experiment mit Laboratoriumstieren unter Kontrollbedingungen einen bestimmten Faktor hervorhebt und vorsätzlich andere, auch psychologische Faktoren vernachlässigt, die alltäglich auf den Menschen einwirken und im praktischen Leben auch die Ergebnisse beeinflussen. Das Ganze ist aber mehr als die Summe der Teile.« Das größte aller Menschenexperimente – ein unwillkürliches Ergebnis ökonomischer Notwendigkeiten – ist das, was man das chinesische Ernährungsexperiment nennen kann; denn es hat sich nicht nur über Wochen und Monate, sondern über vier Jahrtausende erstreckt; es erfasst nicht nur ausgewählte Gruppen von Versuchsobjekten, sondern eine Bevölkerung von vielen hundert Millionen Menschen. Es vollzog sich nicht unter künstlichen Versuchsbedingungen, sondern mitten im Lebenskampf, in dem die Versuchspersonen ihre körperlichen und geistigen Kräfte voll einsetzen mussten, um sich zu behaupten. Solche Versuchsbedingungen sind, wie man wohl sagen darf, von umfassenderer Beweiskraft, sobald es um Gesundheit geht, als alle Laboratoriumsexperimente an Versuchstieren zusammengenommen, welche notgedrungen fragmentarisch bleiben und dem Ganzen des Lebens in Raum und Zeit nicht gerecht werden können. Das chinesische Volk war gezwungen, bis an den äußersten Rand der Anpassungsmöglichkeit an notvolle Versorgungsverhältnisse heranzugehen, bis dorthin, wo jeder Fehler, jede Verschwendung, jede Störung der natürlichen Gleichgewichte sich rächen musste in Form von Verkümmerungen, Siechtum und Untergang. Wenn es sich dennoch durch vierzig Jahrhunderte gesund, kräftig, fruchtbar und lebenstüchtig entfaltet hat, so zeigt das doch wohl unabweisbar, dass es in seiner Ernährung das ökonomische Gleichgewicht gefunden hatte.

Es wäre sicherlich interessant, die heutigen Verhältnisse zu kennen. Sie sind aber wenig zugänglich. Sie sind überdies vermutlich in voller Umwandlung begriffen. Wertvoller ist vielmehr die Kenntnis jenes Zustandes, wie er vor dem Zweiten Weltkrieg bestand und noch auf jahrtausendealtem, autochthonem Brauch beruhte. Darüber gibt es die Untersuchung von Prof. Dr. William H. Adolph, damals in Peking, im *Scientific American* (»Vegetarian China«, September 1938). Es gibt das China-Kapitel in Prof. Dr. med. K. Hintzes *Geographie und Geschichte der Ernährung* (1934) und den umfangreichen Abschnitt in Mayerhofer und Pirquets *Lexikon der Ernährungskunde* (1926), welche auf dem Studium aller damals verfügbaren Quellen (Marco Polo, v. Richthofen, W. Wagner, G. Wagner, Witfogel, King und andere) beruhten und mit den Ergebnissen der Williamschen Untersuchung übereinstimmten. Gleichartige und bemerkenswerte Beobachtungen enthielt der Bericht aus China (»Die Ernährung der Hakka« von Dr. phil. Carl Brenner, *Wendepunkt*, 1936/S. 544–551).

Was hier vor allem interessiert, ist natürlich die Ernährung und die Gesundheit jener neunzig Prozent der Bevölkerung, aus der dieses Volk seine Kraft und seinen Bestand erneuerte, die der Bauern also, die sich von dem ernährten, was der von ihnen selbst bearbeitete Boden hervorbrachte, und nicht die Ernährungsbräuche der oberen, oft dekadenten Schichten. In der Provinz Shantung zum Beispiel lebten vor dem chinesisch-japanischen Krieg 37 Millionen Menschen auf etwa 10 000 000 Hektar fruchtbaren Landes: 0,27 Hektar pro Kopf! Bei uns galt, um eine Person notdürftig zu ernähren, eine Bodenfläche von fünffacher Ausdehnung als erforderlich. Wer Kings Chinabuch *Farmers of Forty Centuries* studiert, findet mit Staunen, wie viele Probleme äußerer und innerer Ernährungsökonomie, an die wir nicht einmal denken, in China seit Langem intelligente Lösungen gefunden hatten. Alle Fruchtbarkeits- und Nährwerte wurden mit größter Sparsamkeit zur höchsten Ausbeute gebracht.

Das bedeutete insbesondere, dass man bei der Bodennutzung den Umweg über das Tier fast ganz vermied, der ja, wie die Untersuchungen von F. Wookes und J. W. Lucas nachgewiesen haben, ungeheure Verluste an Nährwerten mit sich bringt.

Unter diesen Umständen machten Fleisch, Fisch und Eier im Jahre 1938 zusammen nur drei Prozent, wahrscheinlich sogar weniger, der Gesamtnahrungsmenge der Chinesen aus, wie sich aus allen Untersuchungen und Beobachtungen ergab, und der Konsum von Milch und Milchprodukten fehlte ganz, indem dagegen eine scheinbar unüberwindliche Abneigung bestand. Die tägliche Kost bestand zu 88 Prozent aus Vollgetreidenahrung und etwas Hülsenfrüchten und Gemüsen, im Süden mehr Vollreis, im Norden Vierkornkost, stets nur gedämpft, nicht gebacken, ohne Salz, aber mit Soya gewürzt, etwas Gemüse, etwas Obst, keimendes Getreide und Pflanzensprossen vieler Arten.

Dabei stimmen alle Quellen, Beobachtungen und Untersuchungen darin überein, dass gerade dieser autarke Bauernschlag, der sich so ernährte, erstaunlich stämmig, kräftig und leistungsfähig war und heiteren Gemütes immer wieder die schwersten und mühsamsten Arbeiten verrichtete, dass er eine offenbar zähe Gesundheit, eine ausgezeichnete Fruchtbarkeit hatte, schöne, kräftige Zähne aufwies und immer wieder eine fast unglaubliche Widerstands- und Entbehrungsfähigkeit an den Tag legte.

Dass das praktisch ohne Fleisch möglich war, ist schon erstaunlich genug; dass es aber auch während Jahrtausenden und bei Hunderten von Millionen Menschen ohne Milch und Milchprodukte möglich war, ist noch erstaunlicher. Ohne Milch wird ja nach den scheinbar so wohlbegründeten Auffassungen unserer Ernährungsphysiologie jede Nahrung zur Mangelkost. Bei solcher Kost mussten die Chinesen nach allem, was der Fachmann »weiß«, zwergenhaft verkümmert, degeneriert und, da das Experiment schon so viele Jahrhunderte dauert, ausgestorben sein. Das Gegenteil war aber der Fall. Man sagt auch, und glaubt es bewiesen zu haben, dass der Mensch bei solcher

Ernährung weit mehr Nahrung zu sich nehmen müsse als bei »gemischter« Kost, mindestens ein Drittel mehr, um einigermaßen davonzukommen. Der schwer arbeitende chinesische Bauer aß aber in Wirklichkeit im Gebiet von Shantung, wo diese Verhältnisse am ausgeprägtesten waren, im Durchschnitt höchstens für 2600 Kal. am Tag statt 4000 und mehr, wie das bei gemischter Kost und Schwerarbeit als erforderlich gilt.

Natürlich gab es in dem Riesenreich im Lauf der Geschichte immer wieder Hungersnöte infolge von Missernten und Naturkatastrophen, so wie es auch immer wieder Kriege gab. Aber es gab auch immer wieder Zeiten, in denen das Land gut regiert und in denen mithilfe von Vorratshäusern kluge Vorsorge getrieben wurde. Auch in diesen Zeiten war zwar die Lebenshaltung gering. Das will aber nicht heißen, dass ein unglückliches Leben geführt worden wäre. Die Bedürfnisse waren gering, und wer so eng mit dem Boden und dem Wachsen und Vergehen des Lebendigen verbunden ist und einen so starken Familienzusammenhalt hat, wie das in China der Fall war, lebt intensiver und wohl auch glücklicher als wir.

Man lese bei King nach, wie sorgsam gedüngt wurde. Man düngte die einzelne Pflanze, indem man die Setzlinge in verdünntem Dünger einweichte, in Reihen pflanzte und reichlich Gründüngung anwandte. Man benutzte dazu den chinesischen Klee, dessen junge Triebe vor der Blüte zuerst ein geschätztes Gemüse ergaben und dessen Pflanze nachher als Dünger diente. Ebenso wurden die Wintererbsen nach dem Abpflücken leicht untergepflügt; ähnlich die Soja, der Weizen, die Gerste, die Bohnen, Gras, Schilf, Nadeln, Laub, Sträucher, Rapsstroh, Unkraut, Ölkuchen, Abfälle aus der Küche, Asche, Salpeterausblühungen, Flussschlamm, Lößerde, Steine alter Ofenbetten, Ofenruß, Gipstünche – kurz alles, selbst die abrasierten Barthaare, wurde gesammelt und zu Dungzwecken genutzt, so auch die menschlichen Fäkalien, die in besonderen Gefäßen gesammelt wurden, damit nichts verloren ging. In den Städten wurde die Fäkalienabfuhr an Unternehmer verpachtet und dem Land zugeführt. Dabei zeigte sich die außerordentliche Ernährungsökonomie im Organismus darin, dass die Fäkalien der Bauern und übrigen unteren Bevölkerungsschichten sehr viel weniger ausgaben als jene der Reichen und Soldaten, die sich täglich Fleisch gönnen konnten.

Selbst in den eigentlichen Reisgebieten war der Anbau nicht auf Reis beschränkt, wie oft angenommen wird, sondern es wurden daneben verschiedene Hirsearten, Gerste, Weizen, Buchweizen und Mais gezogen, dazu Wintererbsen, Buschbohnen, Linsen, Sojabohnen, Lotusknollen, Süßkartoffeln, Tarnwurzeln, Rettiche, Zwiebeln, Knoblauch, Paprika, Weißkohl, nur Obst in relativ geringer Auswahl.

In der Speisenzubereitung war der Chinese in jahrhundertelanger Erfahrung ein Künstler und Feinschmecker geworden, weshalb man in vielen Weltgegenden Chinesen als Köche antraf.

Es gab aber nur zwei bis drei Mahlzeiten am Tag, und bei jeder Mahlzeit aß man wenig. Dabei »leistet der gemeine Mann Erstaunenswertes an Arbeit und Ausdauer«, schreibt von Richthofen (China 1877–1902). »Er besitzt einen wohlgebauten Körper, dem die Kleidung freie Entwicklung gestattet, und zähe Muskelkraft, die sich nicht leicht zu plötzlicher Anstrengung ihrer Vollkraft aufschwingt, aber in Daueranstrengungen, wie zum Beispiel im Tragen von Lasten auf großen Strecken, in ausdauerndem Rudern oder Ziehen von Booten und dergleichen Beispielloses leistet.«

Auch die Ernährung der städtischen Handwerker war äußerst knapp gehalten: zwei Mahlzeiten, Maiskuchen, rohe Zwiebeln, Gemüsesuppe, Reis, Nudeln. Fleisch nur ein- bis zweimal im Monat, bei manchen nur einmal im Jahr.

Bemerkenswert ist, dass das »Prinzip der ganzen Pflanze« verwirklicht war. Von der Sojabohne zum Beispiel wurden Stengel, Blätter und Hülsen als Gemüse gegessen, nicht nur die Samen. So auch bei der Lotuspflanze, der Süßkartoffel, wovon die jungen Stengel und Triebe als Spinat und in der Suppe genossen wurden. Das Zuckerrohr wurde meist in Gestalt von ca. 30 Zentimeter langen Stengelstücken als Leckerbissen zerkaut und ausgesogen. Grünkraut wurde zum Teil für Herbst und Winter zu einer Art Sauerkraut eingemacht.

Die chinesische Ernährung war durchwegs salzarm, wenn nicht ganz salzfrei.

Die Gemüse wurden stets nur wenige Minuten gedünstet. Auf diese Weise wurden die Vernichtung von Krankheitskeimen und Parasiten ermöglicht und zugleich der Wirkstoffgehalt viel mehr als bei unserer Kochweise geschont.

Vor Festessen galt als Regel, dass man sich durch ein bis zwei Tage langes Fasten vorbereitete.

Es ist festzuhalten, dass die Chinesen keineswegs Gesinnungs-Vegetarier waren; aber sie lebten praktisch vegetarisch. Ein Vielhundertmillionenvolk. Wird die Kenntnis dieses jahrtausendelangen Experimentes endlich in das Wissensgut des Abendlandes und der Fachgelehrten eingehen? Und endlich helfen, echtere Normen für unsere Ernährung, fruchtbarere Fragestellungen für unsere Forschung aufzustellen und befriedigendere Nährwertdefinitionen zu finden?

1 *Geographie und Geschichte der Ernährung im Dienste der Ernährungsphysiologie*, 40 Seiten, Sonderdruck.

Verhütung der Rhesus-Gefahr durch Rohdiät (1964)

Über zehn Prozent der Geburten sind (theoretisch) in Rhesus-Gefahr: Tod des Kindes durch Blutzerstörung im Gefolge der Blutverbindung einer rh-negativen Mutter und eines rh-positiven Vaters. Sofortige Austauschtransfusion vermag heute viele der betroffenen Neugeborenen zu retten; aber die Gefahr ist noch groß und wächst mit jeder Schwangerschaft. Der Gedanke liegt nahe, bei solcher Blutgruppen-Situation von einer Heirat abzusehen, aber das geht nicht an, weil nur bei einem Teil der Frauen in dieser Situation Antikörper gebildet werden, die das Kind gefährden, und weil die Gefahr meist erst beim zweiten bis dritten Kind auftritt. Man müsste wissen, warum ein größerer Teil der Frauen gefeit ist, um auch die anderen feien zu können. Eben das ist nun, wie Dr. Eric Weiser in der *Weltwoche* vom 20. März 1964 berichtete, glücklicherweise gelungen durch die Entdeckung des New Yorker Gynäkologen Dr. C. T. Javert, bestätigt durch Dr. W. M. Jacobs von der Medizinischen Fakultät Houston. Das Mittel ist Rohdiät, ganz in unserem Sinne, möglichst C-, P- und K-reich, das heißt viel Rohgemüse, Frischobst und Zitrussäfte, notfalls ergänzt durch Zusatz der genannten Vitamine.

Was die gefeiten Frauen vor der Rhesusgefahr schützt, das ist die Filterqualität des Mutterkuchen-Kapillarnetzes. Erst wenn diese gelitten hat, kann Embryoblut in den mütterlichen Kreislauf gelangen, dort Antikörperbildung auslösen und damit die Katastrophe im Neugeborenen heraufbeschwören. Dass ein großer Teil der fraglichen Mütter heute eine geschädigte Placenta hat, zeugt für die Armut der heutigen Ernährung an Frischkost und hat, wie zu vermuten ist, auch mit der allzu reichlichen Fleischkost zu tun; denn deren ungünstiger Einfluss auf die Kapillaren ist bekannt! Setzt man Rohdiät rechtzeitig vorbeugend ein, so können aber, wie gezeigt worden ist, fast alle unglücklichen Verläufe verhütet und selbst bei Vorhandensein von Antikörpern im mütterlichen Blut Geburten gesunder Kindchen herbeigeführt werden.

Die Bantu-Untersuchung

Untersuchung der Walker-Gruppe über die Ernährung und die Gesundheit der Bantu (Negerstämme Mittel- und Süd-Afrikas)

Nutrition Reviews, 14 – 1956 – 321 und 16 – 1958 – 267; Annals N. Y. Acad. Sci., 69 – 959, 968 – Voeding, 20/4, 175–178 13. April 1959.

Nach der vor drei Jahrzehnten geltenden, auf unübersehbarer Forschungssumme beruhender Lehre braucht der Mensch – gleich welcher Rasse – pro Tag und 70 kg Körpergewicht um die 70, besser aber 80–90 g Eiweiß, davon mindestens ein Drittel, besser die Hälfte tierischen Ursprungs, 50, besser 70–80 g Fett, 70 mg Vitamin C, 0,9 g Kalzium und 11 mg Eisen. Diese Mengen galten als notwendig für eine normale, gesunde Entwicklung.

Die Untersuchungen der Walker-Forschergruppe an den Bantu, die einen großen Teil der südlichen Hälfte Afrikas bevölkern, nötigten zu einer Revision dieser Lehren. Deren Nahrung bestand im Wesentlichen aus Pflanzenkost mit Mais als Grundnahrung und gelegentlichen Zugaben von tierischen Nahrungsmitteln, die an Menge kaum der Rede wert waren. Ihre Nahrung war nach unseren Normen viel zu arm an Fett, tierischem Eiweiß und Kalzium, und die Vitamin-C-Zufuhr erschien als viel zu gering. Es mussten folglich bei ihnen eine Anzahl leicht erkennbarer Mangelkrankheiten auftreten, was aber merkwürdigerweise nicht der Fall war. Verschiedene Untersuchungen an den Bantu stimmten sogar darin überein, dass ihr körperlicher Zustand sowohl bei Erwachsenen als auch Kindern besser war als jener der Vergleichsgruppen weißer Bevölkerungen. »Anscheinend sind die Ernährungsverhältnisse der Bantu so, dass diese Bevölkerungen weitgehend frei sind von bestimmten Leiden, die bei den Weißen verbreitet sind.«

So der Walker-Bericht: Protein: »Der erwachsene Bantu führt sich bei kräftiger körperlicher Arbeit im Tagesdurchschnitt etwa 1 g Eiweiß pro Tag und pro Kilogramm Körpergewicht zu, wovon aber infolge der faserstoffreichen Kost relativ viel im Darm abgeht und das aus fast rein pflanzlicher Quelle stammt. Es tritt aber kein einziges der zu erwartenden Mangelsymptome auf. Auch die Brusternährung der Bantu-Mütter erweist sich als in jeder Hinsicht befriedigend. Die Säuglinge wachsen normal. Die Muttermilch ist im Durchschnitt sogar etwas eiweißreicher als jene amerikanischer Mütter (1,35 gegen 1,06 Prozent). Offenbar versieht die Bantu-Ernährung den Menschen im Allgemeinen befriedigend mit Eiweiß und essenziellen Aminosäuren.«

Fett: »Die Bantu-Nahrung liefert davon kaum mehr als 10–12 g am Tag, und zwar sogenanntes ›verborgenes‹ Fett, das heißt kein zugesetztes, sondern nur in Nahrungsmitteln natürlich enthaltenes. Überdies wird infolge des Faserstoffreichtums der Nahrung noch ziemlich viel Fett ausgeschieden. Trotzdem treten keine Zeichen von Fettmangel auf. Das zugeführte Fett stammt hauptsächlich aus Getreidekeimen und ist sehr reich an ungesättigten Fettsäuren. Arteriosklerose ist sehr selten, obwohl die Versorgung mit dem cholesterinsenkenden B-Vitamin Nikotinsäure (*Nutrition Reviews*, 1, 17/6, 168, Juni 1959) unterwertig ist.«

Kalk: »Die Bantu erhalten in ihrer Nahrung sehr viel weniger Kalzium (und Vitamin D), als unsere Normen verlangen, und zeigen trotzdem keinerlei Anzeichen von Kalziummangel. Rachitis ist sehr selten. Die Zähne sind ausgezeichnet. Wachstum und Körperlänge sind normal. Man findet bei ihnen keine Knochenerweichungen. Die Kalziumbilanz ist offensichtlich günstig. Es bestätigt sich hier die Auffassung von Hegsted (*Harvard*), dass der Kalziumbedarf unter Umständen sehr viel niedriger (0,25 g) angesetzt werden kann.«

Eisen: »Die Bantu-Nahrung ist überreich an Eisen (durchschnittlich 200 mg F/Tag), sodass Eisen im Körper abgelagert wird (Siderose) und Blutarmut aus Eisenmangel gänzlich fehlt.

Bei Untersuchungen, ob F-Vorräte im Gewebe in Eisenmangelzeiten genutzt werden können, stieß man auf die Bedeutung der Nikotinsäure.«

Nikotinsäure (Antipellagrafaktor der Vitamin-B-Gruppe): »Die Bantu-Kost führt zwar ungefähr gleich viel Nikotinsäure zu (Vollkornreichtum) wie europäische Nahrung (Fleischreichtum), doch dürfte die Versorgung viel geringer sein, weil der Mais einen Antistoff enthält. Die Bantu-Muttermilch ist deshalb an Nikotinsäure unterwertig (nur 70 statt 150 mg); aber die Bantu-Säuglinge gedeihen trotzdem ausgezeichnet, und beide Arten Muttermilch enthalten immer noch mehr Nikotinsäure als die für die Säuglingskost der Weißen mitverwendeten Kuhmilchmischungen.«

Vitamin C: »Das Erstaunlichste ist, dass die Nahrung den Bantu kaum mehr als 1 mg Vitamin C zuführt statt der nach geltenden Normen notwendigen 50–70 mg oder der zur Skorbutverhütung nötigen 10–12 mg. Trotzdem fehlt nicht nur Skorbut, sondern der Vitamin-C-Gehalt im Serum der BantuKinder ist hoch.« Die Forscher der Walker-Gruppe könnten sich diese Tatsache nicht anders erklären als durch die revolutionäre Annahme, dass unter besonderen Ernährungsverhältnissen eine Vitamin-C-Synthese im menschlichen Organismus stattfinden kann.

Schlussfolgerungen: Wollte man die viel zu niedrige Versorgung mit tierischem Eiweiß, Fett und Kalzium der Bantu als abnormal bezeichnen, so müsste man auch ihren erfreulich niedrigen Cholesterinspiegel, das weitgehende Fehlen vieler bei uns verbreiteten Krankheiten und ihren vorzüglichen Gesundheitszustand als abnormal bezeichnen, und das wäre absurd. Folglich drängte sich eine Revision der bei uns herrschenden Ernährungslehre auf.

Bandscheibenschäden

Von einem der größten Kenner der Wirbelsäulenforschung (nach dem Urteil der *Hippokrates*-Rezensenten, 31. Juli 1961), Prof. Dr. med. M. Aufdermaur, ist ein Werk (*Die Spondylosis cervicalis*, Stuttgart 1960) erschienen, das an gründlicher Kennerschaft, Unbestechlichkeit der Aussage und Zurückhaltung in der Befunddeutung seinesgleichen suchen soll. Bandscheibenschäden beruhen danach auf der Dehydratation (Gewebsaustrocknung), das heißt jenen (vorzeitigen) Alterungsprozessen, welche (nach Korenchevsky [London] und Brull [Lüttich], siehe Internat. Symposium für Altersforschung, ref. Mai-Heft WP, 1961) infolge Selbstvergiftung des Organismus mit angehäuften Abfallstoffen des Stoffwechsels, besonders jenen des Eiweißstoffwechsels, entstehen; es handelt sich um jene mit der Selbstvergiftung der Gewebe parallelgehende Austrocknung (Dehydratation), von welcher auch J. A. Huet (Paris) auf jenem Symposium sprach.

Normalerweise, so betont Aufdermaur, setzt eine Bandscheibenverletzung eine erhebliche mechanische Gewalteinwirkung voraus, aber eine bereits in obiger Weise degenerativ veränderte Wirbelsäule ist in hohem Maße stoßempfindlich geworden, sodass bereits wesentlich geringere Gewalteinwirkungen genügen, um Bandscheibenschäden hervorzurufen. Jedoch ist auch nach Entstehung solcher Schäden vonseiten des Organismus dafür gesorgt, dass alsbald Heilprozesse einsetzen und bandartige Überbrückungen der Zwischenwirbelräume eingebaut werden, um ein weiteres Vorquellen der Bandscheiben zu verhüten. Die Entartung muss also ziemlich weit fortgeschritten oder eine Schädigung besonderer Art eingetreten sein, wenn es zu jenen Rückenschäden und Folgen kommt, die empfunden werden und heutzutage in vorgerückten Jahren alltäglich geworden sind. Aus alledem geht hervor, dass es eine Verhütung der Bandscheibenschäden gibt. Sie deckt sich mit jener der vorzeitigen Alterserscheinungen überhaupt: knappe, frischkostreiche, mineralstoffreiche, basenüberschüssige Vollwertkost (nicht mehr als 60–70 g Eiweiß) bei genügender und harmonischer körperlicher Betätigung (Wandern und Schwimmen).

Die Java-Untersuchungen

»Vitamin A Deficiencies in the Netherland East Indies«, by Dr. A. G. van Veen und Dr. S. Postmus, Eijkman Institute, *Journal of the American Dietetic Association*, August 1947.

Zuerst heute

Ein trauriges Beispiel, was die bei uns ausgebildeten technokratischen Experten der Entwicklungshilfe ausrichten, liefert für Java der Bericht von Th. A. B. Sanders (*Dept. of Pathology, Kingston & Richmond Area Health Authority*) in einem neuen Untersuchungsartikel (»Food and Nutrition in Indonesia«, in *Plant foods for man*, I, 145–156, London 1975).

Indonesien hatte 1971 fast 120 (heute über 130) Millionen Einwohner, von denen an die 80 Millionen auf Java lebten. Java ist etwa so groß wie England, hat aber die anderthalbfache Bevölkerungszahl, die überdies rasch anwächst, nicht nur durch Geburtenüberschuss, sondern auch durch Einwanderung aus anderen Inseln Indonesiens, und das Unter- und Missernährungsproblem ist seit der Suharto-Regierung unter dem Einfluss westlicher Technokraten in rascher Zunahme begriffen. Die Vitamin-A-Versorgung ist inzwischen völlig ungenügend geworden, besonders bei den Kindern, weil nicht genug karotinhaltiges Gemüse und kaum mehr Rotpalmöl zur Verfügung stehen. Die Versorgung mit Folsäure ist entsprechend gesunken und jene mit Vitamin B_{12} praktisch gleich null. (Van Veen und Postmus wussten noch nichts von diesem Vitamin, und es bestand damals, wie aus ihrem Bericht geschlossen werden kann, auch keine B_{12}-Avitaminose. Jetzt aber haben sich Anämien und andere Krankheiten stark ausgebreitet.) Eine Menge Wald sei abgeholzt und Fruchtland in Weideland umgewandelt worden. Jährlich sinke die Bodenfruchtbarkeit durch Erosion usw. Der Zug zu künstlicher Säuglingsernährung statt Bruststillens bereite große Sorgen. Vitamin-A-Mangel sei jetzt eine Hauptursache von Erblindung geworden, während die Augendarre (Xerophthalmie) weniger verbreitet sei und offenbar durch die geringen Mengen von Rotpalmöl, Gemüse und Cassava-Blättern, die von den Hungernden gegessen werden, meistens gerade noch verhütet wird. Kropf und Blutarmut seien verbreitet, aber eigentliche B_{12}-Mangelfolgen bei den Einheimischen seltener als bei den Eingewanderten, weil bei den Ersteren der Mangel an Hygiene offenbar noch für etwas B_{12} sorgt. Seltsamerweise würden Eier, Hühner, Fleisch und Fisch auf den Märkten verkauft, statt selber gegessen, und Java exportiere absurderweise in steigendem Maße Rinder und Schweine in benachbarte Länder. Auch Rotpalmöl werde unsinnigerweise exportiert, um Devisen zu bekommen. Dementsprechend wachse die Zahl der Blinden. Zum Glück bestand 1971 die Reis-Grundkost noch zu 80 Prozent aus handgestampftem Vollreis, aber das ändere sich leider rasch. 1973 seien es nur noch 50 Prozent gewesen, und dementsprechend bereiteten sich außer den A- und B_{12}- auch die Vitamin-B-Mangelschäden alarmierend aus (in dem Land, wo Eijkman dieses Vitamin entdeckte und dafür den Nobelpreis erhalten hat!). Statt die Familien-Selbstversorgung mit naturnaher, überlieferter Kost zu fördern, gehen die Anstrengungen nach dem Bericht unsinnigerweise darauf aus, die Erzeugung von tierischen Nahrungsmitteln zu steigern. Auch würden die Hygienebemühungen fortgesetzt und damit die letzten Chancen geringer B_{12}-Versorgung verspielt.

Welche Fortschritte der Ernährungswissenschaft! Welche »Entwicklungshilfe«! Möchte man da nicht kopfschüttelnd »Wahnsinn, Wahnsinn, Wahnsinn« sagen wie der Arzt am Schluss des Filmes *Die Brücke am Kwai*?!

Zur Kolonialzeit

Java, die dichtestbesiedelte Insel Indonesiens, ist ein Teil der Urheimat der Menschen und einer der ältesten Mutterböden menschlicher Kultur. Der Nobelpreisträger Chr. Eijkman entdeckte dort das erste Vitamin und hat vor mehr als einem halben Jahrhundert in Pflügers Archiv darauf hingewiesen, dass das javanische Landvolk bei nur 54 Gramm fast rein pflanzlichen Eiweißes und tropischer Schwerarbeit nicht nur erstaunlich leistungsfähig und ausdauernd war, sondern auch viel weniger schwitzte als die Weißen, die ja gewöhnlich dort kaum zu körperlicher Arbeit kamen.

Nach Eijkman war das Ernährungsforschungsinstitut in Djakarta, damals Batavia, benannt, und an diesem Institut forschten van Yeen und Postmus bis kurz vor dem Ende der Kolonialzeit von Niederländisch Ost-Indien zwar nicht danach, wie es möglich war, dass die Menschen dort bei so geringer Eiweißmenge, und dazu noch fast rein pflanzlicher Herkunft zu so strenger Feldarbeit und einer Gesundheit »ohne ernstere Krankheiten« fähig waren, sondern danach, wieso es bei ihnen nicht zwangsläufig zu einem schweren Defizit in der Vitamin-A-Versorgung kam und tatsächlich alle Zeichen eines A-Mangels fehlten, obwohl sie keinerlei Molkerei- und andere tierische Produkte und Fleisch nur bei seltenen Ausnahmegelegenheiten zu sich nahmen (»an almost insignificant consumption of animal protein«), sich also praktisch nur Carotin oder Provitamin-A zuführten, wovon nach Ermittlungen bei uns nicht mehr als fünf bis 15 Prozent zu Vitamin A verwertet werden. »In Java jedenfalls«, schrieben sie, »bereiten die Absorption des A-Provitamins und dessen Verarbeitung im menschlichen Organismus keine Schwierigkeiten«, jedenfalls nicht bei jenen javanischen Landleuten, die sich in ihrer seit Jahrtausenden überlieferten Art und Weise ernährten. Weniger gut war es der Fall bei den Plantagenarbeitern, die ihrer ursprünglichen Ernährungsweise entfremdet waren und dabei tatsächlich A-Mangel-Symptome entwickelten. Immerhin war man auch da nicht genötigt, ihnen Vitamin A zu verabreichen, sondern es genügte Rotpalmöl, obwohl dieses auch nur Karotin enthält, als vollkommener Lebertranersatz.

Bei den Landleuten war der durchschnittliche Tagesverbrauch nach dieser Untersuchung: 585 g Vollreis, 57 g Gemüse, 17 g Obst, 5,7 g Hülsenfrüchte, 1 g Fett oder Öl und als seltene Ausnahme etwas Fleisch oder Fisch. Insgesamt nicht mehr als 2100 Kal., 51 g Eiweiß und 9,2 g Fett (mit Einschluss des in Nahrungsmitteln verborgenen), und dies bei tatsächlicher Schwerarbeit. Diese Menschen waren allerdings im Durchschnitt kleiner. Aber auch wenn man die erwähnten Werte auf 70 kg Körpergewicht umrechnet (was in Anbetracht der relativ verringerten Körperoberfläche nicht in vollem Umfange zu berücksichtigen sei), erhielt man mit 2720 Kal., 66 g Eiweiß und 11,9 g Fett also immer noch Zufuhren, die von unseren Experten als derart ungenügend taxiert würden, dass sie dabei schwächer werden und erkranken mussten, während sie in Wirklichkeit andauernd erstaunlich leistungsfähig und gesund waren. Da die Javaner seit Jahrtausenden bei dieser ihrer Kost gediehen waren, konnte unsere Ernährungslehre, wie van Veen und Postmus bemerkten, in diesen Punkten nicht stimmen, und das war auch nicht erstaunlich, da sie (nach *Nutritio et Dieta*, I, 1, 1) »fast allein auf Tierversuchen und chemischen Analysen aufgebaut ist und erst in neuester Zeit da und dort ihre Aufmerksamkeit gelegentlich auch der menschlichen Wirklichkeit zuwendet«.

»Die Armut in der heutigen Industriegesellschaft hat ein ganz anderes Gesicht bekommen. Sie ist die Armut von Menschen, die weder Hunger noch Nacktheit noch Schutzlosigkeit im herkömmlichen Sinne erleiden, sondern den Verlust einer Orientierung in einer sich rasend verändernden Zivilisation. Sie ist Kraftlosigkeit bei der Suche nach einem formgebenden Lebenssinn, Verlassenheit bei einem verpassten Anschluss an lebenserfüllende Möglichkeiten.«
Dr. Delbert Barley in der Frankfurter Allgemeinen Zeitung *vom 17. Dezember 1969*

Mexiko –
»Dreierlei Hunger«

»The Nutrition Problem of Mexico«, von Prof. Dr. Rob. S. Harns, Leiter der Nutrition Biochem. Laboratories, Massachusetts Institute of Technology, *Journal American Dietetic Association*, November 1946. Man vergleiche dazu: Prof Dr. med. K. Hintze: *Geographie und Geschichte der Ernährung*, Leipzig 1934, Neuausgabe Wiesbaden 1976. Ferner J. Soustelle: *La vie quotidienne des Aztèques*, Paris 1955. J. E. Thompson: *La civilisation aztèque*, Paris 1934. J. P. McEvoy: »Hi, The Poor India«, in *The Reader's Digest*, August 1946. Dr. Ralph Bircher: *Geographie und Geschichte der Ernährung im Dienste der Physiologie*, Hippokrates-Verlag, Stuttgart 1957.

Auf der Welt-Ernährungskonferenz von Hot Springs im Jahre 1943 wandte sich der Delegierte Mexikos an die Hohe Versammlung mit dem Ersuchen, in seinem Lande eine Untersuchung der Ernährungsverhältnisse zu ermöglichen. Es gebe da nämlich weite Bevölkerungsschichten, die weder Milch noch Milchprodukte zu sich nehmen und andere tierische Nahrungsmittel wie Eier und Fleisch nur als relativ seltene und gelegentliche Zugabe kennen würden. Ihre Nahrung sei von alters her im Alltag fast rein vegetabil und überdies an Menge knapp. Wenn man nun die Ernährung dieser Volksschichten an den Maßstäben messe, die an dieser Konferenz für die Welternährung als grundlegend vereinbart wurden, müssten diese Menschen schwer unterernährt sein und an auffallenden Nährschäden leiden. Dies sei ihm bei diesen Volksschichten zwar nicht aufgefallen, aber vielleicht sei dies nur nicht leicht erkennbar, und es erscheine ihm als angezeigt, sich beizeiten vorzusehen, ehe eine katastrophale Lage entstehe.

In den USA ging man auf diesen Hilferuf des Nachbarlandes bereitwillig ein. Es wurde in Mexico-City ein Landes-Ernährungsinstitut geschaffen, und dieses führte mithilfe der berühmten Polytechnischen Hochschule in Boston eine gründliche Untersuchung durch, über deren Ergebnisse dann Bericht erstattet wurde in der am Anfang des Artikels zitierten Veröffentlichung.

Zum Ersten wurden die pflanzlichen Nahrungsmittel, von denen die erwähnten Bevölkerungsgruppen lebten, umfassend auf ihren Gehalt an Nähr- und Wirkstoffen untersucht. Mehr als 450 verschiedene ihrer Lebensmittel und Gerichte wurden nach Boston geflogen und in den dortigen Hochschullaboratorien analysiert.

Mit dem Ergebnis, wie Prof. Harns schreibt, dass diese vegetabile Nahrung sich wider Erwarten als ausreichend erwies, um damit den Empfehlungen des *Food & Nutrition Board* des *National Research Council* zu genügen (mit Ausnahme natürlich der Empfehlung: mindestens ein Drittel der Eiweißzufuhr tierischer Herkunft). »Es ist in Mexiko tatsächlich möglich«, schloss Harris seinen Bericht, »ohne Fleisch und ohne Molkereiprodukte auszukommen.« Die als unumstößlich geltende Unentbehrlichkeit tierischen Eiweißes und Überlegenheit tierischer Fette erschienen hier als hinfällig. Harris versuchte dies damit zu erklären, dass »die pflanzlichen Nahrungsmittel in Mexiko offensichtlich nahrhafter sind als in den Vereinigten Staaten«, eine Annahme, die allerdings keine geringe Kritik an der Nahrungsversorgung in den USA enthielt. Insbesondere waren die untersuchten Speisen aus Mexiko ungewöhnlich gehaltreich in Bezug auf Kalk, Eisen, Karotin, B-Vitaminen und wertvollem Eiweiß.

So machte Malven-Spinat, ein wie unser Spinat schmeckendes Wildgemüse, als tägliche Normalkost dieser Bevölkerungen in einer Normalportion bereits 40 Prozent jener Kalziummenge, 90 Prozent der Eisenmenge, 140 Prozent der Karotinmenge und 60 Prozent der Vitamin-C-Menge aus, die der NRC als Tagesbestmengen empfahl. Das tägliche »Brot«, die Vollmais-Tortillas (Fladen), wovon die Ärmeren täglich bis zu 700 Gramm verzehrten, sorgte für eine reichliche Zufuhr aller Vitamine der B-Gruppe und reicherte die Kost weiter mit Eisen und Kalzium an. Die täglich etwa 50 Gramm konsumierten Pepperoni (Chili) trugen außerordentliche Mengen Karotin (30 000 I. E. in 100 Gramm) und viel Vitamin C bei. Sogar der Pulque (Gärmost aus Agavensaft mit relativ geringem Alkoholgehalt) trug Vitamine und Nährstoffe bei.

Als zweiter Schritt wurden aus den betreffenden Bevölkerungskreisen Mexikos 1000 sehr arme, kärglich und praktisch rein pflanzlich ernährte Kinder mit modernen Diagnosemethoden auf ihren Gesundheitszustand untersucht und zum Vergleich einer in gleicher Weise untersuchten Gruppe von 700 bis 800 Mittelstandskindern im US-Staate Michigan mit vielseitiger, reichlicher amerikanischer Kost gegenübergestellt. Der Vergleich musste natürlich nach den Maßstäben der Ernährungsphysiologie für die mexikanischen Kinder sehr ungünstig, wenn nicht katastrophal ausfallen. Wie hätte es anders sein können, als dass sie unterentwickelt, krankheitsanfällig und voll Nährschaden und Degenerativzeichen befunden worden wären, umso eher, als bei ihnen überdies eine viel geringere Wohnkultur und Hygiene hinzukamen. Aber die Ergebnisse dieser überaus gründlich durchgeführten Prüfung förderten das genaue Gegenteil zutage: »Nach allen wesentlichen biochemischen und histologischen Indizien waren die kärglich und vegetabil ernährten kleinen Mexikaner gesünder als die reichlich und vielseitig, mit ziemlich viel tierischem Eiweiß ernährten kleinen (Michiganer).«

Daraufhin ging Harris noch einen Schritt weiter. Er ließ Mittagsmahlzeiten für Schulkinder zusammenstellen, das eine Mal mit jenen rein vegetabilen, typisch mexikanischen Nahrungsmitteln und Speisen, das andere Mal mit gemischter Kost nach den herrschenden Begriffen nicht der Michiganer, sondern der wissenschaftlichen Ernährungsphysiologie, beide Male nach den Empfehlungen des *National Research Council* in Bezug auf die verschiedenen Nähr- und Wirkstoffe, soweit dies irgend möglich war. Dies ließ sich auch mit mexikanischen Nahrungsmitteln – abgesehen vom tierischen Eiweiß – ohne Schwierigkeiten erreichen und auch ohne jedes Übermaß, sodass die Kinder optimal ernährt waren, und dabei kamen die

Schulmahlzeiten auf die zweite Art im Preis mehr als fünfmal billiger zu stehen!

In diesem Preisunterschied – beide Male in Mexiko gekauft – bei gleicher ernährungsphysiologischer Qualität kommt mit verblüffender Deutlichkeit die Kostspieligkeit der Erzeugung tierischer Nahrungsmittel zum Ausdruck, die Größe der Nährwertverluste bei dem, was »Veredelung über den Tiermagen« genannt wird.

Nun hatten allerdings die meisten einheimischen Mexikaner, deren Ernährung in diesen Erhebungen geprüft wurde, und insbesondere jene 1000 sehr armen Kinder bei Weitem nicht die Bestmengen zur Verfügung, wie sie vom NRC empfohlen und in diesen Schulmahlzeiten verwirklicht wurden. Vor allem die Mengen an den Nährstoffen Eiweiß, Fett und Kohlehydrate blieben darunter, sodass Prof. Harris von »Unterernährung« dieser Bevölkerungen schrieb, und doch war ihr Gesundheitszustand, wie erwähnt, besser als jener des nordamerikanischen Mittelstandes. Diesem Paradox nachgehend kam Harris zu folgendem Schluss:

»Neuere klinische Forschungen haben ergeben, dass Unterernährung, wenn harmonisch zusammengesetzt, vitamin- und mineralreich, keine biochemisch oder histologisch feststellbaren Schäden, keinen Missernährungszustand ergibt. Der Mensch hungert zwar, ist aber trotzdem ›wohlernährt‹.«

Dies veranlasste Harris, den Begriff »Hunger« feiner und tiefer zu erfassen, als das bis dahin geschehen war. Es gibt, so schrieb er, einen Hohlbauchhunger (»Hollow-Hunger«), einen maskierten Hunger (»Hidden-Hunger«) und einen Überdruss-Hunger (»Humdrum-Hunger«). Das war natürlich ein erster Gehversuch auf einem in der Begriffsbildung zurückgebliebenen Gebiet, wo noch viel Denkarbeit zu leisten ist. Der »Hollow-Hunger« ist an der Kalorien- und Gewichtstabelle zu messen und braucht offensichtlich unter geeigneten Umständen die Gesundheit durchaus nicht zu beeinträchtigen, kann sie sogar ausgesprochen fördern. Der »Hidden-Hunger« ist im Bereich unserer Wohlstandsgesellschaft ziemlich allgemein und besteht in einem Mangel an Wirkstoffen bei Überfluss an Nährstoffen. Wir sind ihm hier unter der Bezeichnung »Reizhunger« oder »Tantalus-Hunger« schon oft nachgegangen. »Humdrum- Hunger« ließe sich als Unlust infolge Eintönigkeit der Kost bezeichnen.

Na ja, wurde zum Fall der bei »Hollow-Hunger« gesünderen mexikanischen Kinder geäußert; doch vergleiche man sie mit nordamerikanischen Kindern, so seien sie doch so ruhig, geduldig und anscheinend wenig energisch, und eben dies sei doch wohl auf ihre einseitig ärmliche Kost zurückzuführen. Doch McEvoy gab seinen Landsleuten, die so redeten, in »Hi, the Poor Indian« zur Antwort: »Der ... Indio ist vielleicht der Ruhigste unter den lebenden Menschen. Es ist lustig, die Verwirrung der amerikanischen Touristen zu sehen, wenn sie auf die granitene Würde dieser Unbeugsamen stoßen.« An Markttagen würden da fünftausend Menschen fast unhörbar, nur mittels verstohlener Blicke, Zeichen und selten geäußerter Worte, ihre umständlich verhandelten Geschäfte tätigen. »Der amerikanische Tourist ist hingegen fraglos der lärmigste Mensch auf Gottes Erdboden ... Diese Indios klappen nicht an Herzleiden zusammen und überfüllen Sanatorien mit psychopathischen Zusammenbrüchen ... Der Indio kann hungrig und dennoch glücklich sein ..., wenn aber eine Fiesta kommt, dann versteht er eine Überfülle an religiöser und weltlicher Freude daraus zu machen, und was seine angebliche Trägheit und Schwäche aus angeblicher Unterernährung betrifft, so trägt er über sechs Berge eine Last auf seinem Rücken, die der amerikanische Tourist oft kaum auch nur vom Boden aufheben kann.«

Um auf die hier referierte Untersuchung von Prof. Harris zurückzukommen, so ist nicht auszudenken, welch sinnvollere und erfolgreichere Entwicklung die Forschungen und Bemühungen zur Überwindung des Hunger-Ödems und des Kwashiorkor hätten nehmen können, wenn sie die verdiente Beachtung gefunden hätten.

Hört auf die Nuance, hört nicht aufs Absolute! Werdet feiner, nicht gröber, werdet empfindlicher, nicht unempfindlicher! Der Akkuratesse verdanken wir Annäherung an die Wahrheit. Die Sorgfalt, die minutiöse Beachtung der feineren Details hat diese Wirkung. Der Untersucher muss empfindlicher sein für die kleinen Warnungen des Verstandes, er muss misstrauisch sein gegen die ersten groben Eindrücke.
Prof. V. v. Weizsäcker: Der kranke Mensch

Wie die Wikinger sich ernährten

Ein gebürtiger Isländer, Privatdozent Dr. Skuli von Gudjonsson in Kopenhagen, hat die Ernährung der Wikinger und der altnordischen Völker untersucht. Sein Beitrag zur Ernährungsgeschichte erhält dadurch besonderen Wert, dass er Arzt und Hygieniker von Beruf und als Isländer eine anderswo kaum vorhandene Sprachkenntnis und Einfühlungsgabe in die altnordischen Sagen, *Edda*-Literatur und Lebensverhältnisse hatte, in die er sich zu diesem Zwecke vertiefte. Über seine Ergebnisse berichtete er am 17. April 1936 in der Berliner Medizinischen Gesellschaft (*Deutsche Med. Wschr.*, 20. September 1936).

Die Wikinger (und anderen Nordvölker) waren physisch hervorragend entwickelte Menschen. »Ihre Waffen waren schwer und verlangten starke Arme. Die verwitterten Knochen zeugen von einem kräftig ausgebildeten Körperbau und starken Muskeln. Kampf und Sport waren ihre Lieblingsbeschäftigung.« Ihre Leistungen darin können sich nach Gudjonsson mit manchen Weltmeistern der Neuzeit messen. Über die Körpergröße sagt das Referat nichts. Darüber Genaueres zu erfahren wäre nicht uninteressant; denn die geschilderte physische Entwicklung ist, wie das Beispiel der alten Eidgenossen zeigt, mit einer eher untersetzten Statur (150 bis 155 Zentimeter) vereinbar und bedingt durchaus keine »Hünengröße«. Interessant ist das Beispiel der Wikinger vor allem deshalb, weil es sich um Menschen handelte, die sich an ein sehr ungünstiges Nordlandklima angepasst hatten, sodass die Annahme naheliegt, dass sie ähnlich wie die Eskimo hauptsächlich von Jagd- und Fischfang gelebt hätten. Die Wikinger waren nicht nur körperlich hervorragend entwickelt, sie erfreuten sich auch eines ausgezeichneten Gesundheitszustandes. Sie müssen nach Gudjonsson eine große Widerstandskraft gegen Infektionen gehabt haben bei seltener Entzündung der Wunden und rascher Wundheilung (sie behandelten die Wunden mit gekochtem Wasser).

Aus den vorhandenen Quellen fällt am meisten auf, dass man auf ein fast vollständiges Fehlen von Avitaminosen aller Art schließen kann, selbst auf ihren langen Seefahrten, während dieselben Nordländer im 16. Jahrhundert vom Skorbut heimgesucht wurden. Warum die Wikinger gegen Skorbut immun waren, fand Gudjonsson heraus. Warum der spätere Einbruch geschah, muss noch ergründet werden.

Eine Hauptfrage ist natürlich, von welcher Nahrung die Wikinger lebten, sodass sie so gesund, kräftig und widerstandsfähig sein konnten. Die Annahme liegt wie gesagt nahe, dass sie sich ähnlich den Eskimos einseitig von Jagd und Fischfang ernährten. Aber die so gründlichen Untersuchungen Höygaards, kurz nach denen Gudjonssons bei den noch autark lebenden Ostgrönland-Eskimos, zeigten, dass diese Eisrandmenschen bei ihrer einseitigen Fleischnahrung (299 g Fett, 169 g Eiweiß, 22 g Kohlehydrate) frühzeitig durch atheromatöse Entartung jagdunfähig wurden und starben.

Die Wikinger und andere Nordländer waren natürlich Selbstversorger und konnten sich auf keine Zufuhren aus südlicher gelegenen Gegenden verlassen, auch nicht mittels Raub. Sie waren in ihrer Heimat, und das ist nun das erstaunliche Ergebnis der Untersuchung, in allererster Linie ein ackerbautreibendes Volk. Jagd und Fischerei traten zurück. Ackerbau bildete die Grundlage für die Ernährung, selbst während der Beutezüge der Wikinger, an denen übrigens nur ein kleiner Teil der im Ganzen ansässigen Bevölkerung teilnahm. In der Literatur nehmen die Ausfahrten natürlich den größten Platz ein.

Welche Nahrung brachte nun ihre Landwirtschaft hervor? »Mehlspeisen waren natürlich ein Hauptbestandteil der Volksernährung: Hafer, Roggen und Gerste.« Heute würde Gudjonsson nicht mehr von »Mehlspeisen« schreiben, da man sich darunter Feinmehlgerichte vorstellt und es sich ja nur um Vollkorngerichte handeln konnte. »Vom Mehl wurde Brot gebacken und Grütze gekocht, ein sehr gängiges Gericht, meist Wassergrütze ... Das Korn wurde gemahlen«, das heisst natürlich geschrotet; denn sie verstanden noch nicht, die Kleie vom Mehlkern zu trennen. Haferbrei und Hering waren eine gewöhnliche Hauptspeise.

An Gemüse, wovon sie nicht viele Sorten kannten, wurden vor allem Kohl reichlich verzehrt und Wildgemüse eifrig gesammelt; vor allem die Wurzeln von Angelika (eine Art Blattsellerie) wurden reichlich gegessen und an Knollengemüse Zwiebeln, selbst auf Island, wo solche in ansehnlichen Mengen gepflanzt worden sein müssen. Gudrun, die Tochter Ossvifurs, versammelte ihre jungen Söhne in ihrem Zwiebelgarten um sich. In der *Edda* steigt die Erde nach der Weltkatastrophe wieder aus dem Meer und wird grün und schön, mit grüner Zwiebel bewachsen. Mit einem Vorrat von Zwiebeln gingen die Wikinger an Bord. Sowohl Zwiebeln als auch Kohl sind ja als Vorrat lange haltbar und ergeben zusammen eine reichliche Vitaminversorgung auch an Ascorbinsäure (C). Man erinnere sich, dass nach den Untersuchungen von Prof. Hintze (*Geographie und Geschichte der Ernährung*) schon bei den athenischen und römischen Soldaten die Zwiebel als Zugabe zur einförmigen Weizenration bevorzugt wurde. Die Zwiebeln wurden nach der Sage ungekocht gegessen, wie auch andere Pflanzengerichte in Steinkübeln hergerichtet, was bedeutet, dass man nicht kochte (das Kochen geschah im Übrigen in Metallkesseln).

Gleich dem Gemüse war das Obst zwar nicht artenreich, aber an Menge beträchtlich. Besonders Äpfel waren hochgeschätzt und wurden als Vorrat gehalten. Dazu kamen reichlich wild wachsende Beeren, nebst Moos und Flechten. Nach dem Glauben der Altnordischen verwahrte die Göttin Ydun (»die Verjüngende«) die Äpfel, von denen die Götter essen sollten, wenn sie älter wurden, »weil Äpfel die Jugend erhalten«. Einmal lockte nach der Saga die falsche Loki die schöne Ydun aus Walhall in den nahe liegenden Wald, wo sie vom Riesen Thjase entführt und nach Thrymsheim gebracht wurde. Darauf wurden die Götter bald grau und alt. Sie bekamen aber Ydun und die Äpfel zurück.

Das Schwein wurde zwar als Hauptlieferant von Speck und Fett angesehen, aber für einen größeren Schweinebestand fehlte die Eichelweide. Fleisch war zweifellos geschätzt bei der knappen Gesamtnahrungsmenge – Grund bescheidener Körpergröße –, aber es war kein häufiges oder gar tägliches Nahrungsmittel. Dafür fehlten die materiellen Voraussetzungen bei Selbstversorgern (man denke an die unvorstellbar dünne Besiedelung Ostgrönlands zur Zeit der Selbstversorgung!), die »in allererster Linie Ackerbau trieben«, bei der Futternot im langen Nordwinter und der geringen Ergiebigkeit der alten, kleinen Viehrassen (Ochsen von der Größe unserer Kälber). Die Rinder wurden als Arbeitstiere im Ackerbau gebraucht und erst in hohem Alter geschlachtet. Beim Jagdvieh wurden »fast alle Teile eine Tieres gegessen«. Man bereitete aus Blut ein Vorzugsgericht. Leber, Nieren, Hirn, Testes und Pankreas waren die begehrtesten Teile, dann folgte der Speck, zuletzt die Muskeln. Die Seltenheit der Milch brachte es mit sich, dass die Getreidegrütze meist nur in Wasser gekocht wurde, etwas, das in Mittel- und Süddeutschland nur bei den Ärmsten vorkam. Und Milch, wenn man schon welche hatte, wurde »meist nicht gekocht, sondern roh genossen oder (als Vorrat) zu (Sauermilch-)Käse verarbeitet«.

Noch ein Hinweis, der Gudjonsson auffiel: Zahlreiche menschliche Beinamen leiteten sich von Nahrungsmitteln aus Getreide ab sowie von Milch und Milchprodukten, aber nur wenige von Fleisch und Fisch.

Die Literatur lässt allerdings keinen Zweifel, dass Fische, namentlich Heringe, zur täglichen Kost gehörten. Heringe konnte man in Menge in Netzen fangen. Sie lieferten hochwertiges Fett und Vitamin A und konnten auch als Vorrat getrocknet werden, und den getrockneten Hering aß man roh, »so wie heute noch in Island« (Gudjonsson).

Eskimoernährung und -gesundheit

Die ursprünglichen Eskimos lebten fast nur von Fleisch. Wie sich das auf ihre Gesundheit auswirkte, ist eine Frage, die nicht im Halbdunkel der Meinungen bleiben darf. Für die Ernährungswissenschaft vor den Problemen der Über- und Missernährungskrankheiten und der Unterentwickelten-Hilfe ist sie eine Sphinxfrage. Sie ist das auch für alle Vegetarier. Diese Sphinx wartet auf Antwort[1].

I

Da, wo Baum und Strauch fehlen, Winter gleich Nacht ist, die Erde nur obenhin auftaut und Milchtiere nicht mehr gedeihen, das heißt in polarnahen Gebieten, lebte bis in die Gegenwart (wie einst bei uns in der Eiszeit) eine überaus spärliche Bevölkerung in kleinsten Menschengemeinschaften und behauptete sich seit langen Zeiten in einer unmenschlichen Umwelt dank außerordentlicher Anpassungsleistungen. Die Ernährung dieser Menschen stellt in ihrer Unregelmäßigkeit und Einseitigkeit »eine in System gebrachte ständige Hungernahrung« dar (Maurizio). Sie besteht aus Fleisch und Fett mit geringen Beilagen und ist ganz einseitig tierisch. Man sollte glauben, dass die Wissenschaft sich dieses von der Ernährungsgeografie veranstaltete Experiment mit intensivem Interesse zu studieren nicht hätte entgehen lassen, da ja die Ergebnisse von Tierversuchen »nur mit größter Vorsicht auf den Menschen übertragen werden können[2]«, während die Aufklärung der Zusammenhänge einer so einseitigen, aber doch durch die Dauer bewährten Kostform wesentliche Aufschlüsse verschaffen kann, die anders kaum zu gewinnen sind.

Neuerdings sind nun im Zuge der Sorge für unterentwickelte Völker und im Zuge der Arterioskleroseforschung einige ernährungsgeografische Untersuchungen an Bevölkerungen mit umgekehrt extremen Kostformen durchgeführt worden, nämlich an solchen mit einseitig vegetabiler Nahrung[3]. Sie haben übereinstimmend gezeigt, dass bei einer Dauerernährung, welche in Bezug auf Fett und Eiweiß wesentlich unter den begründeten Empfehlungen unserer Ernährungsphysiologen bleibt, dennoch eine hohe Leistungs- und Widerstandsfähigkeit entstehen kann und dass diese Bevölkerungen dabei auch praktisch frei bleiben von den bei uns verbreiteten Abnutzungskrankheiten wie Arteriosklerose, Bluthochdruck, Nieren- und Leberleiden, Arthritis und Arthrosen, Magen- und Zwölffingerdarm-Geschwüren, Appendizitis, Multiple Sklerose, Perniziöse Anämie, Nieren- und Blasensteine, Schwan-gerschaftstoxikosen und Eklampsie. Erst unter dem Einfluss allzu großer Hungersnot, von Nahrungsmitteldenaturierungen und Änderungen der Stillgewohnheiten treten auch dort gewisse ernährungsbedingte Krankheiten anderer Art (Kwashior-kor!) auf[4].

Ganz anders, ja konträr geartet ist die eingangs erwähnte einseitige Eiweiß- und Fettkost der Eskimos und anderer Eisrandmenschen, wo die Eiweiß- und Fettzufuhr überdies fast rein aus Fleischnahrung stammt und weit über alle physiologischen Verhältnisse hinausgeht. Und doch haben auch diese Menschen sich unter schwersten Lebensbedingungen dauernd leistungs-, widerstands- und fortpflanzungsfähig erhalten. Darum ist es sicher nicht verfrüht, wenn nun ein Werk erscheint, das sich mit dieser ganz anders einseitigen Kostform eingehend befasst und ihren Einfluß auf die Gesundheit untersucht: *Die Eskimoernährung und ihre gesundheitlichen Auswirkungen* von Medizinalrat a. D. Dr. Otto Abs[5].

Es gehört sicher zu den schwierigen Aufgaben, ganz voraussetzungslos an solche Probleme heranzugehen, wo bis zu den fruchtbarsten Fragestellungen und Folgerungen nur unter der Bedingung vorgestoßen werden kann, dass man sich aus den herrschenden Zeitströmungen herauslöst, das Gesichtsfeld enzyklopädisch weitet und die Fülle der Einzelfakten beharrlich in die Strukturen und Proportionen der Gesamtzusammenhänge einordnet. In diesem Sinne wäre dieser Arbeit eine umfassendere Orientierung in anderen Bereichen der Ernährungsgeografie und -geschichte sehr zugute gekommen, wie sie verhältnismäßig einfach durch die Einbeziehung der grundlegenden Werke von Maurizio[6] und Hintze[7] möglich gewesen wäre, wie auch einiger älterer Berichte und Arbeiten über Polarvölker – Kranz (1780), Riedel (1902), Nansen (1909), Byhan (1909), Rasmussen (1926) –, dann der oben bereits erwähnten Untersuchungen an Konträr-Kostformen von Adolph, van Veen und Postmus, Harris, Walken, de Langen[8] und anderer und vor allem, so scheint mir, des Werkes von H. B. Stevens[9] über die Entwicklung und Existenzform der Eiszeitmenschen. Dessen ungeachtet ist die Neuerscheinung durch die Fülle des verarbeiteten Schrifttums (269 Titel!) und der gesammelten Tatsachen und Einblicke eine Fundgrube, die uns bisher gefehlt hat. Als einstiger Werkarzt auf Spitzbergen hat Abs in den 1920 er-Jahren die Bedeutung dieser Frage erkannt und ihr eine Lebensarbeit gewidmet. Dankbar lasse ich mich in zwei nicht unwichtigen Zahlen von ihm berichtigen, die in meinem Kurzreferat[10] über Eskimoernährung vorkamen: Die (mir von Schnöder übermittelte) Angabe der Kohlehydratzufuhr bei Höygaards Ostgrönländern betrug nicht 122, sondern 22 Gramm im Tagesdurchschnitt, und die Kalorienmenge ist noch geringer, als ich wusste, nämlich nur 2800 beim Mann und 2200 bei der Frau. Beides unterstreicht übrigens noch besser das, was gesagt werden sollte.

Die Besprechung der Eskimoernährung verlangt zunächst eine Klarstellung: Es geht um die autark-ursprüngliche, vom Einfluss des Weltmarktes noch nicht veränderte Ernährungsform. Die andere – in Westgrönland bestand um 1936 die Eskimoernährung schon zu 65 Prozent aus Weißmehl und Fabrikzucker (Bertelsen)! – ist eine Frage für sich und gehört nicht in diesen Zusammenhang. Die autarke Form ist in Auflösung begriffen, und Höygaard hat 1936/37 eine der letzten Gelegenheiten genutzt, um sie in einer eineinhalbjährigen Untersuchung in Ostgrönland mithilfe eines mit einem Labor ausgerüsteten Expeditionsschiffes zu untersuchen[11].

Wie weiträumig das Existenzgebiet ist, das ein Jägervolk mit extrem-einseitiger Fleischkost benötigt, um ein prekäres Leben zu fristen, stellen wir uns nur schwer vor. Die Eskimobevölkerung Kanadas zählte nach Rasmussen (1926) rund 5000 Köpfe und verteilte sich über Hunderttausende von Quadratkilometern. Ganz Grönland mit seinen fisch- und seegetierreichen Küsten ernährte auf der Höhe seiner Autarkiezeit weniger Menschen als die 2530 Quadratkilometer große Gartenlandfläche der Buruscho von Hunsa um 1935 oder eine ähnliche Fläche im dicht besiedelten China. Überdies wird diese ohnehin prekäre Existenzbasis der arktischen Jäger bei wachsender Menschenzahl durch periodische Überforderung der Jagdgründe immer wieder von Zusammenbrüchen heimgesucht. Damit hängt es zusammen, dass fast allen Polarreisenden die

unerhörte Elastizität der Verdauungsorgane

bei diesen Menschen auffiel: Sie können tage- und wochenlang fasten und dann (bei guter Beute) »auf einen Sitz« unerhörte Nahrungsmengen vertilgen. Umgekehrt, so ist anzunehmen, würde einem dieser Eskimos bei uns eine für seine Begriffe erstaunlich geringe Elastizität der Verdauungsorgane auffallen.

Damit sind wir auf eine erste Fragestellung gestoßen, die sich hier aufdrängt, auf die man jedoch praktisch nicht kommt, solange man den Blick nicht über unsere eigene zivilisierte Umwelt hinausrichtet. Diese heute bei uns nicht mehr bekannte Elastizität war auch in Europa noch im 18. Jahrhundert zu beobachten und scheint in dem Maße zurückgegangen zu sein, in dem die Kombination von dauernd reichlicher Nahrungszufuhr mit der Denaturierung von Hauptnahrungsmitteln aufkam. Die Frage, worin diese Elastizität begründet ist und welche Bedeutung sie für die Gesundheit hat, ist, soweit ich sehe, noch nicht in Angriff genommen worden und erscheint doch als eine der fruchtbarsten im Hinblick auf Ernährungstherapie und Gesundheitsforschung.

Aus aller mengenmäßigen Schwankung ergibt sich doch ein Tagesdurchschnitt, und er beträgt nach Höygaard: Kalorien: 2800 (Mann), 2200 (Frau), Eiweiß: 299 g, Fett: 169 g, Kohlehydrate: 22 g bei einer Körperlänge des Mannes von durchschnittlich 163 Zentimetern. Das heißt, dass ein erster und grundlegender Abnutzungs- oder Stressfaktor als Erkran-kungsursache fehlt: die Überernährung. Die Kalorienmenge ist zweifellos knapp, denn diese Menschen leben ja nicht am Bürotisch oder Fließband, sondern gewinnen ihren Lebensunterhalt mit körperlicher Arbeit, und wenn die Jagd auch »im Tagesdurchschnitt nur rund eineinhalb Stunden dauert«, so muss doch »in der Regel stundenlang am Robbenloch oder beim Fischfang gewartet werden« und ist die »Jagd im Kajak an sich eine ganz erhebliche körperliche und seelische Inan-spruchnahme«, wie Abs (etwas widersprechend) feststellt. Weiterhin hat sich dieses Leben in einem Klima zu behaupten, von dessen Zumutungen an den Menschen wir alle Unvergessliches vernommen haben. Auch wenn der Organismus des Eskimos, wie jener der Lappen, wesentlich besser auf Kälte einreguliert ist, wenn Kleidung und Behausung bemerkenswert geschickt vor Kälte schützen, so bleibt zweifellos die Tatsache bestehen, dass das Klima eine größere minimale Kalorienzufuhr erfordert als das der Tropen. Jedenfalls ist an amerikanischen Grönland-Truppen ein Kalorienverbrauch von durchschnittlich 4300 Kal./70 kg bei bestem Kälteschutz und geringer Körper-leistung festgestellt worden[12]. Die gerade genügende Knappheit der Gesamtnahrungsmenge bei diesen Eskimos bringt uns auf die zweite Hauptfrage, die der

Gesundheitsbedeutung der Ernährungsökonomie

oder, anders ausgedrückt: der Vermeidung gewohnheitsmäßiger Überernährung. Für die Bevölkerung der Schweiz um das Jahr 1938 wurde eine solche durch die Eidgenössische Kriegsernährungs-Kommission mit rund 50 Prozent über dem physiologischen Bedarf ermittelt. Diese Frage stellt sich ebenfalls kaum, wenn man den Blick nicht über die bei uns herrschenden Verhältnisse hinausrichtet. Sie ist immer wieder von einzelnen Ernährungsphysiologen aufgeworfen, aber, soweit ich sehe, noch nicht durchgearbeitet und in die Lehre einbezogen worden.

Weiterhin ist, soweit die vorhandenen Untersuchungen das erkennen lassen, ein bemerkenswertes Gleichgewicht zwischen den Nährstoffen einerseits und den Schutz- und Wirkstoffen andererseits in der Ernährung dieser Eskimos festzustellen. Die Vitaminzufuhren sind gut bis reichlich, abgesehen vom Vitamin C (36 mg), woran zeitweise Mangel herrscht. Dasselbe gilt auch für die Mineralstoffe, abgesehen vom Kalzium (0,7 g bei einem eher ungünstigen Ca:P-Quotienten von 0,26). Dieses im Ganzen sehr günstige

Gleichgewicht zwischen Kalorienträgern und akalorischen Wirkstoffen (Vitalstoffen)

steht dem stark gestörten Gleichgewicht gegenüber, das für unsere landläufige Ernährung charakteristisch ist (Untersuchung der Eidgenössischen Kriegsernährungs-Kommission: Rund 60 Prozent der Durchschnittsnahrung bestand aus »Industriekost«, welche frei von oder sehr arm war an Wirkstoffen[13]). In dieser Hinsicht ist die Eskimoernährung der unseren also eindeutig überlegen, und da die Zwischenstoffwechselökonomie von diesem Verhältnis abhängt, fällt dort ein dritter Hauptfaktor dauernder Belastung und Abnutzung weg.

Die relative Armut an dem einen Vitamin C wirft im Zusammenhang mit den Untersuchungen der Walker-Gruppe an den Bantu eine weitere Frage auf: Der menschliche Organismus kann, entgegen einer lange als selbstverständlich vertretenen Meinung, Vitamin C unter gewissen Umständen selbst aufbauen. Bei den Bantu wurde ein hoher C-Spiegel im Serum trotz beinahe C-freier Nahrungszufuhr festgestellt. Besteht bei den Eskimo relativer C-Mangel, oder findet da auch eine C-Synthese statt?

Desgleichen hinsichtlich der geringen Kalzium-Zufuhr: hier wie bei den Bantu ein prächtiges Gebiss und ein wohlgebautes, widerstandsfähiges, hartes Stützgewebe bei einer Kalziumzufuhr, die wesentlich unter den Forderungen unserer Lehre bleibt. Hegsted hat gezeigt, dass das Niveau, auf welchem die Ca-Bilanz ausgeglichen wird, weitgehend von der Gesamtnahrung abhängt und unter Umständen bis auf 0,25 g Ca sinkt[14]. Wieso und dank welcher Faktoren ist dies bei den Eskimos offenbar bei 0,7 g statt erst bei 1,0 bis 1,5 g der Fall? Wiederum veranlasst das Hinausführen des Blickes über unsere gewohnten Verhältnisse hinaus zu ganz anderen Kostformen, welche sich bewährt haben, Fragestellungen, deren Fruchtbarkeit auf der Hand liegt.

Die Eskimonahrung führt nur 22 g Kohlehydrate im Durchschnitt zu, das heißt

ein »Nichts« an Zucker und Stärke.

Ist es nicht so, dass Zuckerzufuhr in irgendeiner Form, wenn nicht als Fabrikzucker, dann in Früchten und Honig, und wenn nicht als Zucker, dann als Stärke, die vom Speichel in Zucker umgewandelt wird, bei uns allgemein als eine Notwendigkeit oder doch mindestens als außerordentlich wünschbar, eine wesentliche Erleichterung jedenfalls für den Lebensbetrieb des Organismus und eine Grundlage der Gesundheit angesehen wird, und legt dies nicht die Frage nahe, wie denn der Eskimoorganismus ohne das auskommt und ob es nicht schwere Nachteile mit sich bringt, wenn er seinen Glykogenbedarf praktisch ganz aus dem Eiweiß beziehen muss? Und liegt in der Tatsache, dass es offenbar auch so geht, nicht eine Aufforderung, diese Fragen zu stellen und zu untersuchen? Seit Jahrzehnten, in denen ich danach suche, bin ich noch nicht auf derartige Untersuchungen gestoßen.

Weiter stellte Hövgaard fest, dass der Kochsalzgehalt in der Eskimonahrung durchschnittlich nur 2,77 g am Tag betrug und offenbar verborgenes Kochsalz war, denn das Salzen wurde bewusst gemieden. Dahl[15] stellte fest, dass der Kochsalzbedarf des Menschen nicht größer als 0,5 g ist und dass eine Zufuhr von mehr als 5 g als exzessiv anzusehen ist. Ball und Meneely[16] haben klargestellt, dass Kochsalzüberschüsse in der Entstehung des Blutüberdruckes eine zentrale Stellung einnehmen. Selyes Stressversuche gelangen nur, wenn die Tiere mit Kochsalzüberschüssen (und Eiweißüberschüssen) ernährt wurden (NaCl = stress conditioning factor)[17]. Bei uns wird der Kochsalzbedarf in Lehrbüchern (irrtümlich) noch mit 10 g angegeben. Der tatsächliche Verbrauch beträgt 10–15 g und steigt oft noch viel höher. Der Kochsalzüberschuss als stress conditioning factor fällt also bei der Eskimoernährung ebenfalls weg, während er bei uns zum Kräfteparallelogramm in der Entstehung der Abnutzungskrankheiten gehört. Damit sind wir aufgrund der Eskimoernährung schon wieder auf eine Fragestellung gestoßen, deren Fruchtbarkeit auf der Hand liegt.

In unserer Ernährung spielen eine größere Zahl von Genussmitteln (Alkohol, Tabak und andere) und Medikamenten (Aspirin und andere) eine große Rolle als tägliche Gewohnheiten, welche jeweils eine Adrenalin- und Noradrenalin-Ausschüttung hervorrufen. Sie bewirken jedes Mal eine Ankurbelung des ergotropen (auf Anstrengung ausgerichteten) Nervensystems und legen zugleich die Erholungsfunktionen im Organismus still[18]. Auch darin kann ein ins Gewicht fallender Faktor der Entstehung von Abnutzungskrankheiten gesehen werden. Dock[19] hat zum Beispiel zeigen können, dass Alkohol- und Tabakgewohnheiten bei Teenagern die Bildung von »blood sludge« und die Entstehung von Hyperkoagibilität des Blutes »ebenso sehr beschleunigte«, wie das die Zufuhr von viel polyensäurearmem, trägem Fett in der Nahrung vermag. Es ist wohl unnötig zu sagen, dass hier wiederum eine ganze Reihe von Fragen aufgeworfen ist, sobald der Blick sich über unsere gewohnten Verhältnisse auf andere menschliche Wirklichkeiten verschiebt. Fragen, die man aber wohl nur unter der Bedingung nutzbringend aufgreift, dass man sich zuvor von den herrschenden Auffassungen losgelöst hat.

Auf den Umstand, dass Fremdstoffe, Insektizide, Bodenverarmung an Spurenstoffen, Enzymen usw. in unserer Ernährung eine wohlbekannte, aber in der Ernährung der Eskimos praktisch keine Rolle spielen, dass es da auch keine Frage der Gewässerverschmutzung und der Luftverpestung gibt, sei nur kurz hingewiesen.

II

Gesundheit ist nicht nur eine Frage der Ernährung. Darum dürfte es in dem Augenblick, da die Wirkungen der Ernährung auf die Gesundheit ins Auge gefasst werden, angebracht sein, kurz auch auf die

Möglichkeiten psychischen Stresses bei den Eskimos

einzugehen. Wir vernahmen, dass die Jagd im Kajak für den Eskimo »eine erhebliche seelische Inanspruchnahme« bedeutet, und es ist nicht schwer, sich vorzustellen, dass zum Beispiel das monatelange Eingesperrtsein einer ganzen Menschengruppe im engen Raum des Iglus während der Polarnacht oder des Ausgesetztseins in den furchtbaren »blizzards« oder das wochenlange Hungern, nicht unter freundlicher Kurleitung mit der Aussicht auf ein sicheres Fastenende, sondern mit der bangen Frage, ob man dieses Mal davonkommen werde oder nicht, dass diese und manche andere Umstände zu schweren Stresssituationen führen können. Müssen diese nun das Leben der Eskimos nicht unfehlbar frühzeitig untergraben? Hier findet sich die Antwort in einer neueren Arbeit, die Abs noch nicht bekannt war. Schaefer[20] ist in seinen Untersuchungen an beinahe autarken kanadischen Eskimos dieser Frage nachgegangen. Er hat festgestellt, dass sie (wie andere »Primitive«) ihre Erregungen stets »austoben«, die Not im Schaffen, die Angst im Laufen, die Wut im Kampf usw., und dass diese so niemals zum abnutzenden Stress werden, weil die Adrenalin-

und Noradrenalin-Ausschüttung einem voll ausschwingenden Ablauf dienen kann. Wenn dies auch für die Eskimos von Ostgrönland mit ihrem als harmonisch beschriebenen Familienleben gilt, was man annehmen darf, dann haben wir einen weiteren sehr wesentlichen Unterschied zu unserem heutigen Leben, wo die Durchkreuzung oder Abwürgung des Erregungsablaufs, das gestörte Liebes- und Familienleben und das mehr oder weniger erschöpfte, durch ständige Stimulationen notvoll gestützte unwillkürliche Nervensystem beinahe normal sind.

Wenn wir nun die bisher (unvollständig) aufgeführten Einflüsse auf die Gesundheit überblicken, so müssten die Eskimos trotz ihrer bedrängenden Lebensumstände weit gesünder und sehr viel weniger als wir von Abnutzungskrankheiten heimgesucht sein, selbst wenn bedacht wird, dass ihre Gesundheit zweifellos öfters durch Hungerfolgen, Verletzungen, Infektionen und anderes beeinträchtigt wird. Vor dem Hintergrund dieser Erwartung ist nun das Gewicht unphysiologischer Ernährungseinflüsse abzuwägen. Das ist gewiss kein leichtes Vorhaben, aber es ist die eigentliche Aufgabe, um die eine Untersuchung wie die vorliegende nicht herumkommt, wenn sie ihren Sinn erfüllen soll. Abs betont mit Recht, dass die oberflächliche Ähnlichkeit der Eskimoernährung mit unserer modernen Wohlstandskost – beide Male viel tierisches Eiweiß und Fett – noch lange nicht zu Schlussfolgerungen von der Eskimogesundheit auf unsere eigene berechtigt, da die beiden Kostformen grundlegend verschieden sind. Das ist nicht unnötig zu sagen, denn es ist gerade die Eskimoernährung in ihrer Unabgeklärtheit, welche im Rahmen jenes Halbbewusstseins, worin die Ernährungsfrage häufig getaucht ist, als Rechtfertigung unbeschränkten Fleischkonsums empfunden wird. Es ist deshalb angebracht, die Unterschiede genau herauszuarbeiten. Dies darf allerdings auch nicht durch Rücksichten auf vegetarische Anliegen getrübt werden. Dort, wo es nicht gut anders geht, wie zum Beispiel in Tibet (und noch viel mehr wäre dies in Grönland der Fall!), erlaubt zum Beispiel der Buddhismus selbst seinen Mönchen die Fleischkost.

Der Fett-Eiweiß-Anteil der Eskimonahrung ist zunächst sehr viel größer als jener unserer Nahrung: Die Fettmenge liegt mit durchschnittlich 169 g rund 200 Prozent über unseren begründbaren Empfehlungen, rund 75 Prozent über der schweizerischen und 45 Prozent über der amerikanischen Durchschnittsmenge, die Eiweißmenge mit durchschnittlich 299 g 380 bis 400 Prozent über der physiologischen Empfehlung und 270 bis 300 Prozent über der tatsächlichen Zufuhrmenge in den wohlhabenden westlichen Ländern. Diese Unterschiede werden noch durch den Umstand betont, dass es sich bei den Eskimos um beinahe hundertprozentiges Fleischeiweiß, bei uns aber nur zu einem Viertel um Fleisch- und zur Hälfte um anderes tierisches Eiweiß (Eier und Molkereiprodukte) handelt.

Dass der Mensch eine karnivore (auf Fleischkost ausgerichtete), also der Eskimoernährung entsprechende Anlage habe, wird von niemandem im Ernst vertreten. Manche halten die menschliche Anlage für omnivor (Allesesseranlage), wofür mir jedoch, trotz jahrzehntelangen Suchens, noch keine stichhaltige Begründung vorgekommen ist. Die Indizien scheinen vielmehr alle für eine

frugivore (Fruchtesser-)Anlage

zu sprechen. Das stimmt auch gut mit der Urgeschichte überein, nach welcher der Mensch durch Vorstöße der Eiszeit in Landfallen abgesprengt zum Eisrand-Jägermenschen unter Selektion der Überlebensfähigen wurde.[21] Nicht eine hypothetische Omnivore-Anlage, sondern eine außerordentliche Anpassungsfähigkeit ermöglichte diese Spezialisierung. Es gibt auch heute einzelne Menschen, welche als Extremvarianten unerhörte Fettmengen dauernd vertragen wie jener Diabetiker von Johnson und Rinearson, der 29 Jahre lang täglich durchschnittlich 254 g Fett gut vertrug, sodass Pavel und Bolea-Feldmann den Verzicht auf die starre Regel »ja keine fettreiche Diabetikerdiät« und stattdessen individuelle Exploration der enzymatischen Anpassungsfähigkeit und Berücksichtigung der Fettqualitäten verlangen.[22] Vilhjalmur Stefansson stellt offenbar auch eine solche Extremvariante dar, doch dürfte es verfehlt sein, daraus eine allgemeine Ernährungs- und Entwicklungslehre ableiten zu wollen, wie er es neuerdings getan hat[23]. Im Rahmen der menschlichen Entwicklung bedeutet eine Spezialisierung wie die des Neandertalers und des Eskimos eine Regression in eine Sackgasse, von welcher aus kein Weg mehr zur Kulturentwicklung führte, so wenig wie »ein Bunker zur Bauhütte der Zukunft werden kann« (Regau). Spezifisch menschlich ist maximale Freiheit trotz vitaler Bindungen (A. Portmann). Zu diesen vitalen Bindungen gehört die menschliche Anlage in Bezug auf die ihr zugeordnete Ernährung, und ob sie nun frugivor oder omnivor sei, so entspricht ihr die karnivore Eskimonahrung sicher nicht und bedeutet somit eine unphysiologische Belastung, die auf ihr Gewicht zu untersuchen ist.

Der zweite zu prüfende Gesichtspunkt ist der

Unterschied der Qualitäten der Eiweiße

und Fette zwischen der Eskimo- und unserer Nahrung. Die Tierwelt Grönlands lebt in Freiheit, von Frischfutter aus einem Boden und Gewässer ohne Monokultur, einseitige Düngung, Insektizidwolken, Abwässerverseuchung usw. Die Tiere, welche dort das Fleisch liefern, sind nicht auf einseitige Fleischlieferung hin hochgezüchtet worden. Sie werden nicht in engen Pferchen gehalten und mit Koch-, »Kraft«- und Kunstfutter oder gar mithilfe von Thiouracil, Östrogenen und Antibiotika gemästet wie bei uns. Dass das alles ohne Einfluss auf die Qualität der Eiweiße sei, wie Abs meint, indem er mangels Untersuchungen annimmt, dass die Eiweißqualitäten »im Großen und Ganzen denen unserer Schlachttiere entsprechen«, erscheint als eine willkürliche Annahme. Es ist vernünftigerweise mit sehr wesentlichen Qualitätsunterschieden zu rechnen, ohne deren Berücksichtigung eine Behandlung des Themas als ungenügend erscheint. Dies geht schon aus der einzigartigen Komplexität und Wandelbarkeit der Eiweißmoleküle, aus ihrer überaus leichten Beeinflussbarkeit durch Toxine und physikalische Faktoren, aus ihrer Abhängigkeit von der Qualität der Matrizen und dem Vorhandensein von spezifischen Enzymen hervor[24]. Es ist nicht so, dass die Natur Eiweißmoleküle jedesmal nur aus Aminosäuren aufbauen würde, sondern sie formt wahrscheinlich auch ein Protein in ein anderes um (Roka), und von der Art und Menge der Coenzym-Systeme, welche mit der Nahrung zugeführt werden, hängt die Art und Menge der mit arteigenem Eiweiß innerhalb des Orga-nismus wieder aufgebauten Enzyme ab.[25] Insbesondere ist auch der Einfluss der Hitze zu berücksichtigen. Die Eskimos Höygaards unterwarfen ihre Nahrung nur mäßigen Hitzegraden und genossen einen beträchtlichen Teil davon gänzlich unerhitzt. Ein Übersichtsreferat der *Nutrition Reviews* ergibt, dass die Verwertung von erhitztem Fleischeiweiß wesentlich schlechter als jene von unerhitztem ist[26]. Die bei den Eskimos festgestellte Grundumsatz-Erhöhung durch die spezifisch-dynamische Eiweißwirkung ist in Anbetracht der exzessiven Zufuhr mit 13 bis 15 Prozent wohl als mäßig zu bezeichnen[27]. Inwiefern sie von den Qualitäten der zugeführten Eiweißarten als »stress conditioning factor« verstärkt oder gemildert wird, ist eine Frage, die zwar sicher schwierig zu beantworten sein wird, die aber gerade für die Bewertung der Eskimoernährung und für den Einfluss fleischreicher Kost als Gesundheitsfaktor bei uns wichtige Aufschlüsse erbringen kann. Etwas besser ist die

Qualitätsfrage bei der Fettzufuhr

berücksichtigt. Hier ist bekannt, dass sie bei den Eskimos relativ reich an Polyenfettsäuren und arm an trägen Fettsäuren ist, im Gegensatz zu den tierischen Fetten unserer Nahrung, wo das Verhältnis gerade umgekehrt ist: meist große Armut an hochungesättigten, aber Reichtum an gesättigten Fettsäuren.

Bei fettarm-vegetabil ernährten Bevölkerungen scheinen die Polyenfettsäuren entbehrlich zu sein. Es genügen einfach ungesättigte. Wo aber viele gesättigte zugeführt werden, kann selbst bei unverändert fettreicher Ernährung der Cholesterinspiegel wesentlich gesenkt werden durch Anreicherung der Fette mit Polyensäuren, wie der Versuch im *State Hospital* von Indiana gezeigt hat.[28] Bei physiologischer Fettspeicherung, wie sie zum Beispiel im Murmeltier für den Winterschlaf geschieht, entsteht ein polyensäurereiches Körperfett. Über die Fettsäuren hinaus müsste beim Fett der Eskimonahrung noch weiteres geprüft werden: der Vitamingehalt, der Enzymgehalt, die Lipoidqualität, die Freiheit oder Überlastung der Depotfettzellen an Fremd- und Eigentoxinen, der Einfluss der Erhitzung ...

Wenn man alle diese Faktoren bedenkt, die keinen Anspruch auf Vollständigkeit erheben können, so wird man von der Behandlung der Grundfragen, die durch die Eskimoernährung aufgeworfen werden, durch Abs leider enttäuscht. Die Frage der Blutadernverfettung zum Beispiel wird zu beantworten gesucht durch die Bemerkung, es habe Höygaard offenbar das diagnostische Rüstzeug gefehlt für seine Angabe über das

frühzeitige und häufige Auftreten der Arteriosklerose,

und durch Hervorhebung der Bemerkung Ehrströms und Rodahls, dass die »Arteriosklerose unter modernen Eskimos scheinbar nicht häufiger auftritt als bei Kulturvölkern«. Damit wird die Frage nicht verneint, wie Abs zu glauben scheint, sondern in Wirklichkeit besteht eine hochgradige atheromatöse Entartung, die trotz aller mildernden Faktoren festgestellt wird; denn für den USA-Durchschnittserwachsenen (Mann) haben P. H. Loben und W. Dock festgestellt, »dass er mit 30 Jahren im Durchschnitt eine Koronarsklerose hat, die 65 Prozent jenes Schweregrades hat, an dem mit 50 Jahren der Tod daran eintritt«. Beim Eskimomann ist die klinische Arteriosklerose schwer festzustellen, da er »in der Regel bereits vor Eintritt ins 35. Lebensjahr einen großen Teil der Jagdtüchtigkeit und Energie verloren hat« (Höygaard) und die mittlere Lebensdauer, hauptsächlich infolge tödlicher Unfälle, nur 27 Jahre beträgt. Stransky hat gezeigt, dass schon bei leichteren arteriosklerotischen Entartungen, die noch keineswegs als klinische Erkrankung imponieren, ein Krankheitsbild als Kernsyndrom auftritt, das mit gelinden Merk- und Gedächtnisstörungen, zunehmender Schwerfälligkeit der Denkprozesse, Erschwerung der Auffassung, Reizbarkeit usw. einhergeht.[29] Diese Alterationen aber machen den Jägereskimo für seine sehr anspruchsvolle und lebenswichtige Aufgabe so gut wie untauglich, ganz abgesehen von der Verminderung seiner körperlichen Geschmeidigkeit. Es wird dadurch illustriert, dass jede spezialisierende Anpassung an eine stark anlagewidrige Umwelt mit Verlust an Gesamtanpassungsfähigkeit bezahlt wird.

Das Studium der Eskimoernährung enthüllt eine der größten Anpassungsleistungen der menschlichen Natur. Es zeigt, dass eine einseitige Fleisch-Fett-Kost, welche der Grundanlage nicht entspricht, bei bester Qualität dieser Nahrung und bei Wegfall aller anderen größeren Stressfaktoren, wahrscheinlich aufgrund einer Auslese von Extremvarianten ertragen wird, ohne größere Entartungen des Kreislaufsystems zu erzeugen als bei uns. Eine Reihe noch kaum bearbeiteter Fragen, die für die Ernährungsphysiologie von Interesse sind, werden durch die Eskimoernährung gestellt und harren der Beantwortung.

1 Das Folgende ist zuerst im *Hippokrates*, 1961 /1 erschienen.
2 *Nutritio et Dieta*, I, 1, 1/1959.
3 Keys, A. et al.: *Ann. Int. Med.*, 48 (1958), 83, *Ann. Int. Med.*, 48, 83 (1958). – Langen, C. D. de: *Geneeskund.*, Bl. 48/111 (1957). – Walker, F. et al.: *Nutrition Reviews*, 14, 321 (1956) und 16, 267 (1958), *Ann. N. Y. Accad. Sci.*, 69, 959 (1958), *Voeding*, 20/4, 175 (1959). – Casley-Smith, J. R.: *Austr. J. Exp. Biol.*, 36, 117 (1958). – Toor, M. et al.:

Lancet, 272/6982 (1957). – Adolph W. H.: DADA, November 1946. – Veen, Ag. G. van und Postmus S.: JADA, August 1947. – Harris, Rob. S.: DADA, November 1946.

4 Hegsted, D. M.: JADA, March 1957, 225. – *Nutr. Rev.*, November 1957, 323.

5 108 Seiten, 7 Abb., VEB Georg Thieme Verlag, Leipzig 1959.

6 Maurizio, A.: *Die Geschichte unserer Pflanzennahrung von den Urzeiten bis zur Gegenwart*, Berlin 1927.

7 Hintze, K.: *Geographie und Geschichte der Ernährung*, Leipzig 1937 (Neuausgabe s. S. 23).

8 Siehe unter 3.

9 Stevens, H. B.: *The Recovery of Culture*, New York 1949.

10 Bircher. R.. »Geographie und Geschichte der Ernährung im Dienste der Physiologie«. *Hippokrates*, 1957, Nrn. 9, 14 und 16.

11 Höygaard, A. et al.: *Studies an the nutrition and physio-pathology of Eskimo*, Oslo 1941.

12 Welch, B. E., Buskirk, E. R. und Lampietro, P. F.: *Nutr. Rev.*, 16, 8, 237 (1958).

13 Fleisch, A.: *Ernährungsprobleme in Mangelzeiten. Die schweizerische Kriegsernährung 1939–1946*. Basel 1947.

14 Hegsted, D. M.: JADA, March 1957, 225.

15 Dahl, L. K.: JADA, 34/6, 585 (1958).

16 Meneely, G. R., Ball, C. O. T. und Yomans, J. B.: JAMA, 36 (1957).

17 Langen, C. D. de: *Geneeskund*. B1. 48/111 (1957).

18 Abelin, Herren und Beerli: *Helv. med. Acta*, 25/591 (1958).

19 Dock, W.: JAMA, 170/2, 1952 (1959).

20 Schaefer. O.: *The Canadian Medical Ass. J.*, August und September 1959.

20 Siehe unter 19.

21 Pavel, I. und Bolea-Feldmann, M.: *La Presse Medicale*, 48/7, 211 (1960).

23 Nach Pressemeldungen.

24 »Dynamik des Eiweißes«. 10. Coll. d. Ges. f. Physiolog. Chemie, Berlin 1960.

25 F. Grandel: *Zündstoffe für den Organismus*. München 1959.

26 *Nutrition Reviews*, März 1959, S. 92; *J. Nutr.*, 64, 137.
27 Siehe Abs und unter 19.
28 Beyer, P. A., Lowe, J. T., Gardier, R. W. und Ralston, J. D.: JAMA, 170/3, 257 (1959).
29 E. Stranski: »Psychische Veränderungen bei zerebralen Durchblutungsstörungen«. *Wien. Klin. Wschr.*, 71, 1959, 905.

Jersey

Das unfreiwillige Ernährungsexperiment auf den normannischen Kanalinseln

»The Effects of Ennemy Occupation an the Dental Condition of Children in the Channel Islands« von E. M. Knowles, im *Monthly Bulletin* des Britischen Gesundheitsministeriums, August 1946.

Diese Inseln mit ihren keltischen Heiligtümern, normannischen Burgen, putzigen Landhäusern, Fischerhäfen, herrlichen Strandbädern unter mildem Himmel sind zwar ein traumhaftes Feriengebiet, aber die Inselbewohner haben im letzten Weltkrieg eine besonders schwere Hungerszeit durchgemacht, die sich auch dann, als Frankreich längst geräumt war und Nahrungszufuhren erhielt, bis zum Mai 1945 zuspitzte, da die Inseln bis zum Waffenstillstand isoliert unter deutscher Besatzung bleibend auf Selbstversorgung angewiesen waren. Bald nach dem Waffenstillstand untersuchten die Ärzte Bank und Magee die Bevölkerung auf ihren Ernährungs- und Gesundheitszustand und waren überrascht, wie gut dieser war, überrascht vor allem auch vom ausgezeichneten Gebisszustand der Schulkinder.

Der Umstand, dass ein Teil der Jersey-Kinder während der Besetzungszeit als Evakuierte in England gelebt hatte, ermöglichte eine aufschlussreiche Vergleichsuntersuchung: Bei den Altersstufen von drei bis sieben Jahren hatten 51 der zu Hause verbliebenen Kinder ein vollkommenes, kariesfreies Gebiss, bei den anderen nur elf Prozent . Bei den sechs bis sieben Jahre alten Kindern hatten von den daheim Gebliebenen nur 19 Prozent, von den Evakuierten aber 90 Prozent mehr als fünf kariöse Zähne.

Dabei waren auch die evakuierten Kinder von der Rationierung betroffen gewesen und hatten dunkleres Brot und weniger Zucker als in Friedenszeiten erhalten; aber die Rationierung war milder als in der Schweiz und viel milder als auf den Kanalinseln während der letzten Jahre: auf Jersey sehr wenig Brot, nur aus selbst gepflanztem Korn, in 100-prozentiger Ausmahlung (natürlich auch ohne Kunstdünger.) Sehr reichlich hingegen waren Gemüse und Kartoffeln erhältlich gewesen – die einzige reichlich vorhandene Kost. Sie machte rund ein Viertel, in England weniger als ein Zehntel der Kalorien aus. Zucker auf Jersey ca. 26 g/Tag, also an der Schwelle jener Menge, wo die Schädlichkeit beginnt (nach Prof. Katase bei 20 g). In der letzten Zeit gar kein Zucker mehr. Knapp genügend war die Zuteilung von Vollmilch. (Wer die herrlich schmeckende, meistens ohne Bedenken roh trinkbare, gehaltreiche Milch der kleinen, kräftigen, frei weidenden Jersey-Kühe kennengelernt hat, der weiß, was das für die Gesundheit bedeutet.) Nebenbei bemerkt: Die Felder von Jersey wurden, wie ich mich überzeugen konnte, auch 1952 noch im Wesentlichen nur mit verrottetem Seetang gedüngt.

Unsere gesamte Einstellung zu den Fragen der Reizmittel, Beruhigungsmittel und Rauschmittel ist ein Sumpf von Unvernunft, Voreingenommenheit und Inkonsequenz … Eine vernünftige Behandlung dieser Fragen erscheint derzeit als unmöglich … Dieses Gebiet muss dringend demythologisiert werden. Die Zeit dürfte kommen, da wir erkennen werden, dass die verschiedenen Substanzen, die wir rauchen, schlucken oder herunterspülen, um die Bewusstheit zu verändern, alles Kniffe sind, deren erfüllte Menschen in vollkommenerer Welt nicht bedürfen … Vor allem müssen wir lernen, auf keinen Fall wahre Festlichkeit mit bloßer Intoxikation zu verwechseln. Echte Festlichkeit kann nie mit pharmakologischen Hilfsmitteln zusammengebraut werden.
Harvey Cox: The Feat of Fools, *Cambridge 1970*

Wer sprachlich verkommt, verkommt auch geistig. Eine hochstehende Sprache rudimentär zu sprechen, eine reiche Sprache dürftig zu sprechen, eine scharfe Sprache verwischt zu sprechen, eine kluge Sprache dumm zu sprechen – das alles schlägt auf das Gesprochene und auf den Sprechenden zurück. Es trübt die Quelle auch der schlichtesten geistigen Erzeugung und selbst des Denkens.
Erich Brock

Gänzlich unvorbereitet treten die Menschen die zweite Lebenshälfte an. Oder gibt es irgendwo Schulen für Vierzigjährige, die sie ebenso auf ihr kommendes Leben und seine Anforderungen vorbereiten, wie die gewöhnlichen Hochschulen unsere jungen Leute in die Kenntnis von Welt und Leben einführen? Nein, aufs Tiefste unvorbereitet treten wir in den Lebensnachmittag, schlimmer noch, wir tun es unter der falschen Voraussetzung unserer bisherigen Wahrheiten und Ideale. Wir können den Nachmittag des Lebens nicht nach demselben Programm leben wie den Morgen, denn was am Morgen viel ist, wird am Abend wenig sein, und was am Morgen wahr ist, wird am Abend unwahr sein.
C. G. Jung

Portonico

Dr. med. Parodi: »Robustesse et Alimentation, I – Chez le Paysan Sicilien«, *L'Alimentation Normale*, 6e année, No. 21–22; »Sous-Nutrition – Mal-Nutrition«, édité par l' AFRAN, Association Française pour la Recherche de l'Alimentation Normale (Paris XVe, 20, rue de Veaugirard).

Im Winter 1956/57 blieb der Arzt Dr. P. Parodi anderthalb Monate lang im sizilianischen Landstädtchen Portonico (das 25 000 Einwohner hat), welches 30 Kilometer von Palermo entfernt im Landesinnern liegt, und studierte die Ernährungsgewohnheiten der Einwohner sowie der Bauern der Umgebung. Fast drei Viertel der Bevölkerung von Portonico waren zur Zeit der Untersuchung arbeits- und verdienstlos: Bauern ohne Land und Handwerker ohne Arbeit, die sich durchhalfen, so gut und schlecht sie konnten.

Der Speisezettel dieser Menschen sah etwa so aus: morgens meist gar nichts, und wenn etwas, dann ein Stückchen Brot und ein paar Oliven oder zwölf Klößchen aus Kichererbsenmehl. Milch hatten nur zwei bis drei von den 30 Familien einer Straße. Sie bezogen sie von einer Kuh, die am Morgen durch die Straße geführt und auf Verlangen gemolken wurde. Mittags: Brot, Oliven, einige Kichererbsenklößchen, oder, wenn das Geld reichte (zwei bis dreimal pro Woche), Teigwaren mit etwas Reibkäse. Abends: Brot und dazu meistens eine Suppe mit wilden Wegwartenwurzeln, anderem Wildgemüse und etwas Nudeln.

Brot macht also den Hauptteil dieser eintönigen, frugalen Kost aus. Bis vor Kurzem musste es noch meistenorts und seit Generationen Vollkornbrot gewesen sein oder doch ein Brot aus 85 Prozent aus gemahlenem Weizenmehl. In den Bergdörfern war das jetzt noch so. Überall sind noch Hausbacköfen zu sehen sowie alte Steinmühlen; aber in Portonico hatte sich weißes Bäckerbrot aus Walzmühlenmehl durchgesetzt.

Bei einer derart einfach-gleichförmigen Nahrung ist ein Qualitätswandel eines Grundnahrungsmittels, wie der Übergang vom Ruch- zum Weißbrot, von erheblicher Tragweite und kann unter Umständen das vorher bestehende Gesundheitsgleichgewicht umwerfen. Es ist dies ein Vorgang, wie wir ihn in letzter Zeit beim größten Teil der Bevölkerungen Asiens, Afrikas und Lateinamerikas in vielen Varianten studieren können. Die weltweite Kwashiorkor-Diskussion ist davon nur ein Ausschnitt und wäre ganz anders ausgefallen, wenn die Kenntnis vieler Untersuchungsergebnisse wie die von McCay und Parodi nicht ebenso prompt im »Geheimarchiv« verschwunden wären, wie sie erschienen. Hier, bei der sizilianischen, halbländlichen Bevölkerung von Portonico scheint die Auswirkung der an sich gefährlichen Umstellung dadurch gemildert worden zu sein, dass es sich um einen ganz vorzüglichen Hartweizen handelte und dass das Brot mit Sauerteig zubereitet wurde. Der Einfluss des Sauerteigs auf die Brotqualität ist nach Parodi von der Ernährungsforschung allerdings noch zu wenig ins Auge gefasst worden. Es entsteht durch ihn zweifellos eine gewisse Anreicherung, die eine genauere Prüfung wert sein dürfte. Jedenfalls schmeckt das Brot trotz der Ausmahlung, wie Parodi fand, erstaunlich reich. Es war wesentlich geschmackreicher als französisches oder italienisches Weißbrot.

Zweite Hauptnahrung dieser Leute waren Kichererbsen. Auch diese scheinen in der Ernährungsforschung vernachlässigt zu sein, obwohl sie seit antiker Zeit zur Grundnahrung der Mittelmeer-Bevölkerungen gehörten. Diese mehlige, nahrhafte Trockenerbse wird leicht angeröstet gemahlen und dann mit Olivenöl zu Backküchlein oder »Kuchen« bereitet. Als Grundnahrung bedeuten Kichererbsen (chicheri) zweifellos eine Anreicherung auch mit (pflanzlichem) Eiweiß.

Tierisches Eiweiß ist in dieser Volksnahrung äußerst selten. Von der Milch war schon die Rede. Fleisch gibt es drei- bis viermal im Jahr. Eier sind fast ebenso selten, auch bei den Bauern. Beides gilt als Luxus. Käse und Milch sind zu teuer. Fisch gibt es nur bei den Fischerfamilien in den Küstendörfchen.

Auch Obstfrüchte sind Luxus. Hingegen wird fleißig zusammengesucht, was man draußen an wilden Kräutern, Wurzeln und Beeren in Feld, Wald und am Berg finden kann. Am ausgiebigsten finden sich Zichorienwurzeln. Bei den Ärmsten, die sich auch Teigwaren kaum je leisten, beschränkt sich die Nahrung auf Brot, Kichererbsen und Zichorienwurzeln plus allerhand Sammelkost.

Diese Armut ist jahrhundertealt, und die Bevölkerung lebt seit vielen Generationen so. Das müsste ein Bild jämmerlichverkümmerter, sehr wenig leistungsfähiger und von Krankheiten heimgesuchter Menschen ergeben, wenn man von den Begriffen der Lehrbuch-Ernährungsauffassungen ausgeht. Die Wirklichkeit war anders. Diese Menschen machten keinen unterernährten Eindruck. Das bemerkt Parodi mit Nachdruck. Man war vielmehr verblüfft, wie viel Schwungkraft (»dynamisme«) und Lebendigkeit (»tonus«) bei ihnen zum Ausdruck kam, ob man sie nun auf der Straße, in Haus und Feld antraf oder sich mit ihnen in eine Unterhaltung einließ. »Die Kinder sind sehr aufgeweckt und in offensichtlich gutem Ernährungszustand.« Rachitiszeichen fand Parodi nur in wenigen Familien, die so arm waren, dass sie wirklich elend unterernährt waren. Bei den Erwachsenen fand Parodi einige Fälle von Rheuma und Tuberkulose, aber von einer stärkeren Verbreitung dieser Krankheiten konnte keine Rede sein. Zwar konnte Parodi nicht die ganze Bevölkerung untersuchen, aber doch eine repräsentative Auswahl von Menschen, auch in den Bergdörfchen, und er widmete ihnen jeweils eine genaue ärztliche Prüfung. Durchschnittlich fand er sie in »körperlich und seelisch bemerkenswert gutem Gleichgewicht«.

Sizilianische Soldatenregimenter, die hauptsächlich aus Söhnen solcher Familien zusammengesetzt waren, so hörte er andernorts, sollen für ihre Leistungsfähigkeit und Widerstandskraft berühmt sein. In Portonico gab es nur zwei bis drei Alkoholiker unter 25 000 Einwohnern.

Zur Eiweißfrage bemerkte Parodi, dass das Protein des (Hart-)Weizens und das der Kichererbsen sich allem Anschein nach besonders gut ergänzen und in Kombination eine vorzügliche biologische Qualität ergeben.

»Die Tatsache steht jedenfalls fest, dass seit vielen Generationen breite Bevölkerungsschichten Siziliens sich bei nichts als Brot, Oliven, Kichererbsen und Wildgemüse als Alltagskost in ausgezeichnetem Gesundheitszustand erhalten.«

Die natürliche Entstehung der Nahrung und die Erhaltung ihrer natürlichen Werte gewährleisten mit an Gewissheit grenzender Wahrscheinlichkeit das Erreichen vollwertiger, gesunder Lebensbedingungen.

Da wir durch die Ernährung mit allem Leben zusammenhängen, müssen wir die Nahrungsmittel wieder in ihrer ursprünglichen Form gewinnen lernen, ihre Zubereitung ohne Kochen fördern, wo es möglich ist, und überall das Natürliche so natürlich wie möglich erhalten. Viele wirtschaftliche Faktoren hemmen die ideale Durchführung; gerade deshalb muss die Verbreitung dieses Gedankens verstärkt erfolgen. Hingegen werden wir uns niemals der Propagierung von Alkohol, Nikotin und anderen Genussmitteln widmen dürfen. Ein empfehlendes Wort wird überbewertet. Möge die jeweilige wirtschaftliche Fachgruppe selbst die Reklame betreiben. Der Hygieniker und Arzt darf das nicht unterstützen.

Prof. Dr. med. Werner Kollath

Der Eiweißminimum-Versuch Rhyn-Abelin

In den *Verhandlungen des Vereins Schweizerischer Physiologen* (1941, S. 45 ff.) erschien unter dem Titel »Zur Frage des Eiweißminimums« folgender Bericht über Forschungsergebnisse am Physiologischen Institut der Universität Bern von Dr. med. E. Rhyn und Prof. Dr. phil. et med. I. Abelin, des bekannten Berner Ordinarius:
»Die älteren Lehren, die sich vorwiegend auf die Anschauungen von Liebig, Pettenkofer, Voit, Rubner und anderen stützten, traten für eine durchschnittliche tägliche Eiweißaufnahme von 100–130 g ein. Mehrere Autoren (Siven, Chittenden, Hindhede, Schmid und andere) gewannen experimentelle Anhaltspunkte dafür, dass auch bedeutend geringere Eiweißmengen (etwa 30–50 g pro Tag und 70 kg Körpergewicht) wenigstens für bestimmte Zeitperioden vollkommen ausreichend sein können.« So führen die Autoren aus. Zur Überbrückung dieser entgegengesetzten Anschauungen habe man dann den Begriff des »hygienischen Eiweißminimums« eingeführt: Eine Eiweißzufuhr von mindestens etwa 60–80 g am Tag sollte, unter Berücksichtigung des Sicherheitsfaktors in der Ernährung, dieses hygienische Eiweißminimum befriedigen. Die so extrem auseinanderklaffenden Auffassungen über den Eiweißbedarf veranlassten nun die Autoren, einen Selbstversuch E. Rhyns unter Kontrolle von Prof. I. Abelin durchzuführen. Bemerkenswert daran ist, dass er zu Beginn 1941 ununterbrochen seit sechseinhalb Jahren andauerte, ein Versuch darüber, mit wie wenig Eiweiß der Mensch gesund und leistungsfähig bleiben kann. Verzichtet wurde auf Fleisch und Fisch sowie weitgehend auch auf Milch (ca. ein halber Liter pro Woche!) und Eier. Bevorzugt wurden: Kartoffeln, Gemüse roh und gekocht, Frischobst, Salate, wenig Brat. Alles abwechselnd und schmackhaft zubereitet. In den Jahren 1937 und 1938 führte diese Versuchskost ca. 25 g Eiweiß, 85 g Fett, 150–200 g

Kohlehydrate und ca. 1600 Kal. zu. Nach Kriegsausbruch mussten die Fette teilweise durch Kohlehydrate ersetzt sowie die Eiweißzufuhr leicht erhöht werden: Fortan führte die Versuchskost 32 g Eiweiß, 30 g Fett, 260 g Kohlehydrate und damit 1500 Kal. zu.

Der Versuch reiht sich also hinsichtlich der Eiweißmenge in die bekannten Minimumversuche von Hindhede und Kuratsune ein. In der ersten Zeit (1937) war die Eiweißmenge mit 25 g erheblich unter dem, was auch bei jenen als Minimumpegel galt. Dementsprechend lag der Grundumsatz etwa 20 Prozent unter der Norm. Temperatur: 36,2 °C, Puls: 61, Körpergewicht: um 63 kg, die Eiweißbilanz öfters leicht negativ (N-Zufuhr 4,10 g, N-Abgabe 4,53 g). Zellelemente des Blutes und Blutfarbstoffmenge fast normal (Hb: 88 Prozent, Er: 4,65 Mill., Färbeindex 1, Leukozyten 4630, Gesamteiweiß des Blutes 7,18 Prozent, Albumin 4,40 Prozent, Globulin 2,76 Prozent, Albumin/Globulin-Quotient 1,67. Blutzucker 99 mg %).

Noch 1938, also während der ersten Versuchsperiode, normalisierte sich der Grundumsatz allmählich, 1937: −20 Prozent. 1938: −6,65 Prozent; 1940 stieg er sogar um 2,1 Prozent auf 61,67 Kal./ha. Eiweißbilanz kein nennenswertes Defizit mehr: praktisches Stickstoffgleichgewicht. Hämoglobingehalt stieg auf 87 Prozent, Erythrozyten auf 4,52 Mill., Leukozyten auf 5840. Phosphorgehalt des Blutes normal.

Zusammenfassung: Trotz der sechseinhalb Jahre andauernden Ernährung mit ca. 30–35 g Eiweiß am Tag erfuhren der Stoffwechsel im Allgemeinen und die Blutzusammensetzung keine tief greifenden Veränderungen. Dies hing, wie die Kuratsune-Versuche seither deutlich gemacht haben, aber auch schon Rhyn und Abelin annahmen, damit zusammen, dass rohe und schonend erhitzte Pflanzenkost bevorzugt wurde. »Im Laufe dieser sechseinhalb Jahre hat Forstingenieur Rhyn (als Versuchsperson) sein zweites Hochschulstudium als Mediziner absolviert und konnte nach der vorgeschriebenen Semesterzahl die ärztliche Staatsprüfung ablegen sowie seinen militärischen Pflichten als Offizier nachkommen. (Die Ehefrau von Herrn Rhyn ernährte sich dauernd in gleicher Weise und war ebenfalls gesund und leistungsfähig.)« Der Versuch ist auch für die Einschätzung des Kalorienbedarfs von Bedeutung. Rhyn leistete das gesamte Medizinstudium, das bekanntlich geistig sehr, aber auch körperlich anspruchsvoll ist, sowie seine Militärdienstzeiten während des Krieges vollgültig, bei nur 1500 Kal. am Tag, auf 70 kg Körpergewicht umgerechnet bei 1720 Kal., und blieb dabei im physiologischen Gleichgewicht, war also nicht unterernährt! Das reiht sich durchaus an die Ergebnisse von Prof. Dr. med. C. D. de Langen bei der Diabetiker-Nachsorge in Utrecht an. Wenn man bedenkt, dass es lange und weiterum heute noch als ausgemacht gilt, dass der Mensch 3000 Kal. pro Tag und 70 kg Körpergewicht nötig habe, um bei sitzender Lebensweise im Gleichgewicht zu bleiben, so ist es gewiss bemerkenswert, dass dieses Ergebnis mit beinahe der Hälfte erzielt wurde. Seit dem Zweiten Weltkrieg, der mit seiner Not zur Revision jener allgemeinen Auffassung zwang, wird in den Tabellen meist 2200 Kal. statt 3000 Kal. angegeben, ohne dass dies merklich ins Bewusstsein der Zeitgenossen eingedrungen wäre; aber auch gegenüber diesen 2200 Kal. bedeuten 1700 Kal. noch eine Reduktion um fast 30 Prozent, und diese Verminderung dürfte im Wesentlichen als Auswirkung der frischkostreichen Vollwertqualität der Nahrung anzusprechen sein, als Ausdruck der Ökonomisierung des Stoffwechsels, wie sie durch eine Nahrung ermöglicht wird, die reich an sonnenlichtwertigen Energiepotenzialen und in Bezug auf die Korrelation von Nähr- und Wirkstoffen in gutem Gleichgewicht ist.

Und noch etwas zum Schluss: Mit ca. 32 g fast rein pflanzlicher Eiweißzufuhr (und 1500 Kal.) absolvierte Rhyn den Endspurt für das medizinische Staatsexamen, leistete er seinen anspruchsvollen Militärdienst als Offizier im Zweiten Weltkrieg und dies unter dem Stress täglicher Erwartung einer Invasion – wenn das nicht eine »ständige Alarmsituation« darstellte und eine »progressive Zerebralisation« erforderte, die nach

Prof. Kühnau eine moderne Höhlenjägerkost (220 g vorwiegend tierisches Eiweiß) notwendig mache, dann – können Nilpferde fliegen!

Sachregister

A
Abelin, Prof. I.
189, 198, 199
Adolph, Prof. William H.
149, 150, 176, 189
Alkohol 77, 181, 197
Alterskrankheiten (keine!)
19, 104
Angina pectoris 13, 83
Anlage (frugivor oder omnivor) 184
Armut 163
Arthritis 128, 175

B
B12-Vitamin 63, 160, 161
Bakterienflora 60–62
Bandscheibenschäden 159
Bantu
111, 156–158, 179, 180
Bataten 53, 64, 70–73, 108
Beruhigungsmittel 192
Bluestone, Prof. E. M. 14
Blutbild 87
Bluthochdruck
33, 43, 76, 175
Blutversäuerung 136
Brauchle, Prof. 80–83
Bundeswehr (Ernährung) 64

C
Carrel 31, 68
China 148–153, 177
Chittenden, Prof. R. H.
123, 129–132, 198
Cholesterin 44, 107
Clark, Prof. Dean A. 14
Clostridium perfringens
55, 56

D
Darm
52, 56–58, 60, 61, 69,
70, 88, 89, 129, 157
Delore, Prof. Pierre 16
Diabetes 14, 32
Diabetiker 35, 66, 184, 200
Diätkur 111, 112

E
Eimer, Prof. K. (Sportstudenten)
74, 116, 118, 119
Eisen (Banut) 61, 156, 157
Eiweiß-Synthese 52
Eiweißbedarf 124
Eiweißlücke 56
Entropie-Gesetz 85
Eppinger, Prof. H.
69, 71–77
Ernährungswissenschaft
22–25, 27–30, 36, 54,
63, 131, 148, 161, 174
Eskimos
171, 174, 175, 177–180,
182–187

F
Fasten 38–50, 154
Fastenmarsch
 38–40, 48–50
Fett
 45, 62, 93, 99, 106, 116, 134, 137, 156–158, 163, 167, 171, 173–175, 178, 181–184, 187, 198, 199
Frischmilch
 90, 124, 152–154

G
Gemüse
 89, 115, 117, 124, 151–154, 160–162, 172, 192, 198
Gesamtlebensleistung
 108, 115
Goms
 139, 140, 142, 145, 147
Grote, Prof. 81–83

H
Harris, Prof. R.
 92, 165–168, 176, 189
Hindhede, Mikkel
 61, 80, 121, 123–127, 198, 199
Hintze, Prof. K.
 36, 164, 172, 189
Hipsley, Prof.
 52–55, 57, 58, 61, 63
Horder, Prof. 13
Hot Springs (Konferenz)
 37, 164

Höygaard (Eskimos)
 176, 178, 187–189
Hungerkost
 97, 98, 100, 106
Hungern 38, 44, 50, 182
Hungersyndrom 97, 98, 100

J
Japan 101, 102, 115
Java 33, 160–162
Jersey 191, 192

K
Kalorienbedarf
 64, 66, 67, 89, 115
Kalzium
 61, 133, 134, 156–158
Katase, Prof. A.
 133–137, 192
Kaunitz, Prof. 69, 72, 73
Kikuyu 128
Kochsalzbedarf 75, 180, 181
Kohl 98, 145, 172
Kollath, Prof.
 85, 88, 89, 197
Kosten 21, 90, 105, 112
Kouchakoff, P. 86, 87
Krankenhaus
 78, 80, 112, 121
Kuratsune, Prof. M.
 97, 99–102, 199

L
Langen, Prof. C. D. de
 32–36, 66, 200
Lebensordnung 16, 78

Leukozyten
  46, 47, 86, 87, 199

M
MacLeod (Krankenhäuser) 78
Massai 128
McCay, Prof. Clive
  68, 104, 106–108, 110, 111, 115, 195
McEvoy 164, 168
Mexiko 91, 164, 165, 167
Minimum 54, 130

N
Nährwert
  64, 74, 150, 151, 154
Naturheilkunde 79–83
Neergaard, Prof. K. v. 16
Nieren
  32, 34, 53, 103, 173, 175
Nuance 169

O
Ökonomie (Stoffwechsel)
  42, 85, 88, 94, 111
Oomen, Prof. 52–57, 61, 63

P
Papua 53, 89
Parodi 194, 195, 196
Permeabilität 69, 72
Portonico 194–196
»Problempatient« 18

R
Rat der Arztweisen 16, 17
Rauschmittel 192
Reizmittel 146, 192
Rhesus-Gefahr 154
Rheuma
  32, 47, 76, 77, 128, 131, 196
Rhyn, Dr. E. 198–200
Rhyn-Abelin 198
Rohdiät 73–77, 154, 155
Rohkost
  51, 62, 66–69, 74–77, 87–89, 98, 116–120
Roques, Dr. von 97

S
Schweiz
  65, 91, 123, 126, 139, 142, 178, 192
Sigerist, Prof. Henry E. 13
Skorbut 158, 171
Soldatenkost
  64, 141, 153, 172, 196
Sport 116, 170
Stress 182, 200

T
Tarahumara (Mexiko) 91–95
Temperatur 43, 88, 89, 199
»Transmineralisation« 69, 72
Tuberkulose (TBC)
  13, 141, 196

V

Veen, van und Postmus (Java) 35, 111, 160, 163, 176
Vegetarier 38, 40, 42, 48, 49, 154, 174
Verdauung 127
Verdauungs-Leukozytose 85–88
Visscher, Prof. M. B. 107, 109
Vitamin-C-Synthese 158
Vollkorn 123, 124, 143, 158, 171, 194

W

Weaver, Prof. Warren 51
Weizsäcker, Prof. V. v. 96, 169
Wikinger 170–172
Williams, Prof. Roger J. 22, 150
Wissenschaft 15, 25, 38, 51, 65, 66, 96, 101, 137, 174

Z

Zivilisationskrankheit 46
Zwiebeln 145, 153, 172

KOPP VERLAG

Bücher, die Ihnen die Augen öffnen

In unserem kostenlosen Katalog finden Sie Klassiker, Standardwerke, preisgünstige Taschenbücher, Sonderausgaben und aktuelle Neuerscheinungen.

Viele gute Gründe, warum der Kopp Verlag Ihr Buch- und Medienpartner sein sollte:

- ✔ **Versandkostenfreie Lieferung** innerhalb Europas
- ✔ **Kein Mindestbestellwert**
- ✔ **30 Tage Rückgaberecht**
- ✔ **Keine Verpflichtungen** – kein Club, keine Mitgliedschaft
- ✔ **Regelmäßige Informationen**
  über brisante Neuerscheinungen und seltene Restbestände
- ✔ **Bequem und einfach bestellen:**
  Wir sind von 6 bis 24 Uhr für Sie da – 365 Tage im Jahr!

Über 1,5 Millionen zufriedene Kunden vertrauen www.kopp-verlag.de

Ein kostenloser Katalog liegt für Sie bereit. Jetzt anfordern bei:

KOPP VERLAG

Bertha-Benz-Straße 10 • 72108 Rottenburg a. N.
Telefon (0 74 72) 98 06 10 • Telefax (0 74 72) 98 06 11
info@kopp-verlag.de • www.kopp-verlag.de